歯科保険請求 サイドブック

2018 年改定対応版

正しい カルテ記載 マスターガイド

湯島保険診療研究会 編

クインテッセンス出版株式会社　2018

QUINTESSENCE PUBLISHING

Berlin, Barcelona, Chicago, Istanbul, London, Milan, Moscow, New Delhi, Paris, Prague, São Paulo, Seoul, Singapore, Tokyo, Warsaw

2018 年改定対応版刊行にあたって

正しいカルテ記載をめざして、その手引書として初版を発刊してから 7 年が経過しました。その間にも医療過誤による訴訟件数は相変わらず多く、患者さんからのカルテ開示やレセプト開示請求も増加していて、医療を取り巻く環境はますます厳しくなっています。その結果として行政による保険医に対する個別指導や監査も増加していて、しかも新規指導からすぐに個別指導に移行するケースも見受けられるようです。したがって、正確で詳細なカルテ記載がますます求められています。

そこで本書では、主に研修医および卒後数年の若手歯科医師やこれから開業を考えている先生を対象に、実際の保険診療に沿った、わかりやすいカルテ記載の手引書をめざしています。

また 2018 年版では、巻頭企画として「カルテに要添付！　平成 30 年 4 月改定の主な新設項目における必要な文書事例」と題して、診療情報連携共有料ならびに歯科疾患管理料の総合医療管理加算・小児口腔機能管理加算・口腔機能管理加算について文書事例等を提示して解説しています。さらに前回 2016 年版の特集「押さえておきたい保険医療機関への指導に関する正しい知識」は、個別指導等への対応等について役立つ情報提供として、引き続き巻末付録として掲載しています。

本書の特徴として次の点が挙げられます。
❶保険制度をわかりやすく解説しています。
❷保険医の責務と禁止事項について簡潔に記載しています。
❸カルテの記載事項について詳細に解説しています。
❹症例別に初診からのカルテ記載を、実症例に沿って記載しています。
❺処方箋や技工指示書、患者さんへの交付文書の例を掲載しています。
❻歯科医師として最低限知っておくべき法令集も掲載しています。
このように、カルテ記載に関する基礎知識は十分にカバーしている内容となっています。また、本書のカルテ記載事項については、行政による指導の場において、しばしば保険医に対して指摘される事項も網羅していますので、ベテランの先生方にも参考になることと思います。

さらに平成 30 年 4 月の診療報酬改定にあわせて改定事項や保険点数を修正しています。

なお、本書はクインテッセンス出版発行の『歯科保険請求』(通称「青本」)の姉妹書として発刊しました。詳細な個別症例や保険請求については、そちらも併せてご活用ください。

最後に、この本が先生方の日常診療における一助になることが出来れば幸いです。

2018 年 6 月　編集委員を代表して　小笠原浩一

CONTENTS

巻頭企画 カルテに要添付！平成30年4月改定の **主な新設項目における必要な文書事例** **8**

1 診療情報連携共有料(情共) 8
2 歯科疾患管理料 総合医療管理加算(総医) 9
3 歯科疾患管理料 小児口腔機能管理加算(小機能) 10
4 歯科疾患管理料 口腔機能管理加算(口機能) 12
5 その他、新設項目等で文書の添付等が必要なもの 15

第1章 保険診療とは **16**

1 保険診療を行うには 16
2 保険診療を受けるためには 16
3 保険診療の内容とは 17
4 診療報酬と一部負担金とは 17

第2章 保険医の責務とカルテ **24**

1 保険医療機関について 24
2 保険医について 24
3 保険診療の禁止事項 28

第3章 カルテ記載の基本的な注意事項 **30**

1 主なカルテの記載事項 30
2 カルテ記載にあたっての注意事項 33

第4章 初診時の診療の流れとカルテ記載 **34**

1 主訴の把握 34
2 口腔内所見・現症の診断 35
3 現病歴・既往歴の把握 35
4 検査・画像診断 36
5 確定診断・傷病名の決定 36
6 治療方針の立案・説明 37

第5章　症例でわかる カルテ・関連文書等の記載と要点　38

症例 1	保存修復・歯内療法、歯冠修復、抜歯	40
症例 2	歯周治療（歯周外科手術）、ブリッジ	48
症例 3	歯周治療（メインテナンス）	56
症例 4	部分床義歯	64
症例 5	総義歯	70
症例 6	小児の治療	74
症例 7	水平埋伏智歯抜歯	78
症例 8	外傷歯の治療（外傷性歯牙脱臼、歯槽骨骨折、歯肉裂創）	82
症例 9	嚢胞摘出術（下唇粘液嚢胞）	86

第6章　カルテ・レセプトに使用できる略称　89

付録1　押さえておきたい 保険医療機関への指導に関する正しい知識　94

1	指導対象別の項目	94
2	新規個別指導について	95
3	都道府県個別指導について	96

付録2　歯科医師が最低限知っておくべき 関連法令集　100

●	歯科医師法（抜粋）	100
●	保険医療機関及び保険医療養担当規則	101
●	その他の関連法令（抜粋）	107

索引　114

> 本書に掲載の内容は、平成30年4月の診療報酬改定に基づいている。

本書掲載のカルテ記載や提供文書等が必要な算定項目

算定項目　（）は略称	点数	文書	カルテ記載事項や文書の添付等	頁
歯科疾患管理料(歯管)	100		説明した管理計画の要点。管理計画に変更があった場合、変更の内容	43、47
文書提供加算(文)	+10	○	管理計画についての提供文書(写し)。提供文書以外に療養上必要な管理事項がある場合、その要点	43、47
総合医療管理加算(総医)	+50	○	当該疾患の担当医からの情報提供に関する内容および担当医の保険医療機関名等を記載または提供文書の写しを添付	9
小児口腔機能管理加算(小機能)	+100	○	患者またはその家族等に提供した管理計画の文書(写し)。口腔外または口腔内カラー写真を添付(デジタル撮影の場合は電子媒体での保存・管理も可)。指導・管理内容を記載(文書で作成した場合は写しを添付)	10
口腔機能管理加算(口機能)	+100	○	患者等に提供した管理計画の文書(写し)。指導・管理内容を記載(文書で作成した場合は写しを添付)	12
歯周病患者画像活用指導料(P画像)	10		口腔内カラー写真を添付(デジタル撮影の場合は電子媒体での保存・管理も可)	51
歯科特定疾患療養管理料(特疾管)	150		症状および管理内容の要点	15
共同療養指導計画加算	+100	○	療養指導計画の提供文書(写し)。主治医の保険医療機関名および氏名	15
歯科治療時医療管理料(医管)	45		管理内容および患者の全身状態の要点	9
診療情報連携共有料(情共)	120	○	診療情報の提供を求めるに当たり別の医科保険医療機関に交付した文書(写し)	8
歯科衛生実地指導料1(実地指1)	80	○	歯科医師が歯科衛生士に行った指示等の要点。歯科衛生士の指導内容等についての提供文書(写し)	43
薬剤情報提供料(薬情)	10	○	薬剤情報を提供した旨。処方した薬剤に関する情報の提供文書(薬袋記載も可)	81
新製有床義歯管理料(義管)	190・230	○	新製有床義歯の取り扱い等にかかわる指導や管理内容についての提供文書(写し)。提供文書以外に療養上必要な管理事項がある場合、その要点	68
歯科口腔リハビリテーション料1 1 有床義歯の場合(歯リハ1(1))	104・124		有床義歯の調整方法、調整部位、指導内容の要点	68
う蝕処置(う蝕)	18		算定部位ごとの処置内容等	51
加圧根管充填処置(CRF)	136・164・200		妊娠中でX線撮影の同意が得られない場合、その理由	44
糖尿病患者に対する歯周疾患処置(P処(糖))	14	○	医科の保険医療機関または医科歯科併設の医療機関の医師からの診療情報提供(診療情報提供料の様式に準じるもの)	9
歯周病安定期治療(Ⅰ)(SPT(Ⅰ))	200・250・350	○	開始にあたって作成した管理計画についての提供文書(写し)。提供文書以外に療養上必要な管理事項がある場合、その要点 2回目以降の算定時に治療間隔の短縮が必要とされる場合(①全身疾患の状態により歯周病の病状に大きく影響を与える場合、②全身疾患の状態により歯周外科手術が実施できない場合、③侵襲性歯周炎の場合)、短縮して実施する理由および全身状態等。なお、①と②は主治の医師からの文書を添付	9、59
歯周基本治療処置(P基処)	10		使用した薬剤名(H$_2$O$_2$、J、JG等)	45
機械的歯面清掃処置(歯清)	68		妊娠中の患者に行った場合、その旨。歯科医師の指示により歯科衛生士が行った場合、その氏名	45
エナメル質初期う蝕(Ce)に対するフッ化物歯面塗布処置(F局)	130		口腔内カラー写真を添付(デジタル撮影の場合は電子媒体での保存・管理も可)。2回目以降に光学式う蝕検出装置による測定を行った場合は装置の名称および検査結果。歯科医師の指示により歯科衛生士が行った場合、その氏名	77
歯の再植術	1,300		手術内容の要点	83
補綴時診断料(補診)	90・70		製作を予定する部位、欠損部の状態、欠損補綴物の名称、設計等についての要点	55
クラウン・ブリッジ維持管理料(補管または維持管)	100・330・440	○	クラウン・ブリッジの維持管理にかかわる提供文書(写し)	47

※上記掲載頁は、その項目の解説を行っている頁のみを記載。

※各診療項目等における基本的なカルテ記載事項等については30〜33頁参照。

【編集委員一覧（五十音順・敬称略）】

小笠原浩一
東京都葛飾区開業・ヴィナシスデンタルクリニック
東京医科歯科大学歯学部臨床教授

川辺良一
神奈川県鎌倉市・大船中央病院 歯科口腔外科　部長

長井博昭
東京都港区開業・長井歯科診療所
東京医科歯科大学歯学部非常勤講師

中島孝至
東京医科歯科大学歯学部臨床教授

【編集協力者一覧（五十音順・敬称略）】

石中一代
東京都葛飾区・ヴィナシスデンタルクリニック勤務

小田　茂
東京医科歯科大学歯学部附属病院 歯科総合診療部　准教授

須田智也
千葉県船橋市・セコメディック病院 歯科口腔外科勤務

カルテに要添付！平成30年4月改定の主な新設項目における必要な文書事例

1 診療情報連携共有料（情共）　120点（3か月に1回）

　診療情報連携共有料は、医科の保険医療機関と歯科の保険医療機関の間で診療情報を共有することにより、質の高い診療が効率的に行われることを評価するものである。慢性疾患を有する患者または歯科診療を行ううえで、とくに全身的な管理の必要性を認め検査結果や診療情報を確認する必要がある患者において、患者の同意を得て、別の保険医療機関に診療情報の提供を文書により求めた場合に算定する。別の保険医療機関に対して、診療情報の提供を求めるに当たっては、下記の❶〜❺の事項を記載した文書を患者または別の保険医療機関に交付する（図1a）。また、交付した文書の写しをカルテに添付する。

❶患者の氏名、生年月日、連絡先
❷診療情報の提供依頼目的（必要に応じて、傷病名、治療方針等を記載）
❸診療情報の提供を求める医療機関名
❹診療情報の提供を求める内容（検査結果、投薬内容等）
❺診療情報の提供を依頼する保険医療機関名および担当医名

　診療情報連携共有料を算定するに当たっては、保険医療機関と連携を図り、必要に応じて問い合わせに対応できる体制（窓口の設置など）を確保していること。保険医療機関ごとに患者1人につき、診

図1a,b　糖尿病患者における歯科 ⇄ 医科間の診療情報提供文書の例

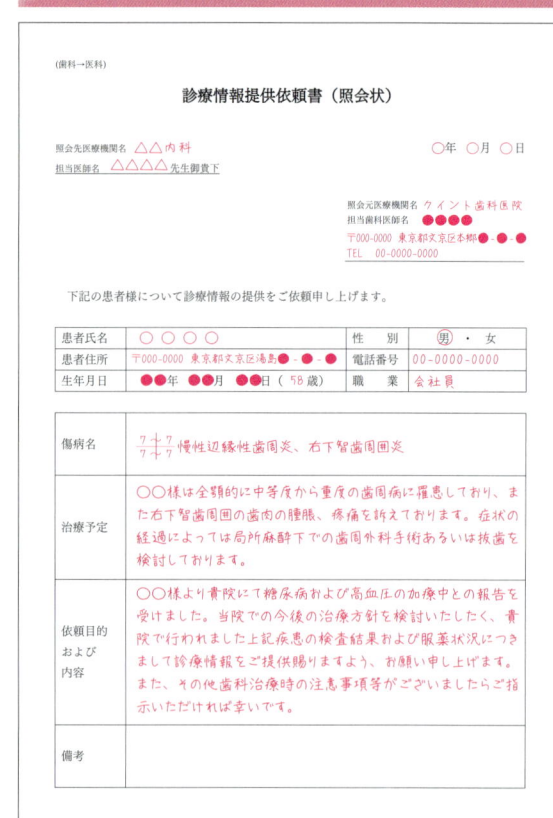

図1a　歯科から医科への照会状。情共の算定に必要。

図1b　歯科の照会に対する医科からの情報提供文書。総医の算定に必要。

療情報の提供を求めた日の属する月から起算して3か月に1回に限り算定する。診療情報提供料（Ⅰ）により紹介した月から起算して3か月以内に、同一の保険医療機関に対して当該患者の診療情報の提供を求めた場合、診療情報連携共有料は別に算定できない。

---

2 歯科疾患管理料　総合医療管理加算（総医）　＋50点

　糖尿病の患者、骨吸収抑制薬投与中の患者、感染性心内膜炎のハイリスク患者、関節リウマチの患者または血液凝固阻止剤投与中の患者で、別の医科の保険医療機関の担当医から歯科治療を行うに当たり、診療情報提供料に定める様式に基づいた文書（図1b）により患者の全身状態や服薬状況等についての必要な診療情報の提供を受け、適切な総合医療管理を実施した場合に歯科疾患管理料（または歯科疾患在宅療養管理料）に加算する。なお、算定に当たっては当該疾患の担当医からの情報提供に関する内容および担当医の保険医療機関名等についてカルテに記載または提供文書の写しを添付する。

情共および総医に関連するその他の算定項目

1）　歯科治療時医療管理料（医管）　45点（1日につき）

　高血圧性疾患、虚血性心疾患、不整脈、心不全、脳血管障害、喘息、慢性気管支炎、糖尿病、甲状腺機能低下症、甲状腺機能亢進症、副腎皮質機能不全、てんかん、慢性腎臓病（腎代替療法を行う患者に限る）の患者、人工呼吸器を装着している患者または在宅酸素療法を行っている患者に対して、歯科治療時における患者の全身状態の変化等を把握するため、患者の血圧、脈拍、経皮的動脈血酸素飽和度を経時的に監視し、必要な医療管理を行った場合に算定する。カルテには管理内容および患者の全身状態の要点を記載する。医科からの情報提供は不要だが、対象となる歯科の治療は❶処置（外科後処置、創傷処置、歯周疾患処置および歯周基本治療処置を除く）、❷手術、❸歯冠修復および欠損補綴のうち全身麻酔下で行うものを除く歯冠形成、充形、修形、支台築造、支台築造印象、印象採得に限られる。なお、医管は総医を算定した同日でも算定できる。

2）　糖尿病患者に対する歯周疾患処置（P処（糖））　14点（1口腔1回につき）

　糖尿病を有する患者で、歯周ポケットが4mm以上の歯周病を有するものに対して、歯周基本治療（SC、SRP、PCur）と並行して計画的に1か月間特定薬剤（歯科用抗生物質製剤に限る）の注入を行った場合に算定する（注入した特定薬剤の費用は併せて算定する）。ただし、医科の保険医療機関または医科歯科併設の保険医療機関の医師からの診療情報提供（診療情報提供料の様式に準じるもの）に基づく場合に限る（図1b参照）。

3）　歯周病安定期治療（Ⅰ）（SPT（Ⅰ））　1～9歯200点・10～19歯250点・20歯以上350点　（原則3か月に1回、1口腔につき月1回）（59頁参照）

　SPT（Ⅰ）の治療間隔の短縮が必要とされる下記❶～❹の場合は、3か月以内の間隔で実施したSPT（Ⅰ）は月1回に限り算定する。この場合、実施する理由（❶歯周外科手術を実施した場合は除く）および全身状態等をカルテに記載する。また❷および❸は主治の医師からの文書を添付する（図1b参照）。

❶歯周外科手術を実施した場合

❷全身的な疾患の状態により歯周病の病状に大きく影響を与える場合

❸全身的な疾患の状態により歯周外科手術が実施できない場合

❹侵襲性歯周炎（若年性歯周炎、急速進行性歯周炎、特殊性歯周炎）の場合

3 歯科疾患管理料　小児口腔機能管理加算（小機能）　＋100点

　口腔機能の発達不全を有する15歳未満の患者[*1]（口腔機能発達不全症）（図2a）に対して、口腔機能の獲得を目的として、患者またはその家族の同意を得て、口腔機能評価に基づく管理計画を作成し、療養上必要な指導を行った場合（図2b）に、歯科疾患管理料に加算する。

　病名は「口腔機能発達不全症」とし、算定に当たっては、口腔機能の評価および一連の口腔機能の管理計画を策定し、患者またはその家族等に対し管理計画にかかわる情報を文書により提供する（図2c）。提供した文書の写しはカルテに添付する。また、患者の成長発達にともなう口腔内等の状況変化の確認を目的として、患者の状態に応じて口腔外または口腔内カラー写真撮影を行う。写真撮影は、初回算定日には必ず実施し、その後は少なくとも加算を3回算定するに当たり1回以上行うものとし、写真はカルテに添付またはデジタル撮影した画像を電子媒体に保存・管理する。

　本管理を行った場合は、指導・管理内容をカルテに記載するか、また別途、指導・管理にかかわる記録を文書により作成している場合は、記録またはその写しをカルテに添付する（図2d）。なお、本加算を算定した月は、文書提供加算は別に算定できない。

*1：15歳の誕生日より前に管理を開始し、本加算を算定している場合は、一連の管理が継続している間に限り、18歳未満の間は算定できる。

※小児口腔機能発達不全症の管理の実施に当たっては「口腔機能発達不全症に関する基本的な考え方」（平成30年3月、日本歯科医学会 www.jads.jp/basic/pdf/document_03.pdf）を参照のうえ、順守する。

図2a〜d　口腔機能発達不全症の評価・管理に際して作成した文書例など

　図2は、保護者は患児（8歳）が風邪をひきやすく、鼻づまりを起こしているだけと様子をみてきた症例。患児は上顎前歯が萌出しても口呼吸により口唇を閉鎖する力が弱いため、唇側へ傾斜して下顎前歯と咬合しておらず、前歯で食物を噛み切れない。口唇も飜転気味で乾燥しがちな様子。耳鼻科と連携し、鼻炎をコントロールすることで口呼吸がなくなり、口唇閉鎖ができれば、その力により、前歯部の歯列、咬合状態の改善が期待できると考えられた。

「口腔機能発達不全症」指導・管理記録簿

| No. | 氏名 | ○○○子 | 生年月日 | H21年 8月 4日 | 年齢 | 8歳 10か月 |

A 機能	B 分類	C 項目	該当項目	指導・管理の必要性
食べる	咀嚼機能	C-1 歯の萌出に遅れがある	☐	☑
		C-2 機能的因子による歯列・咬合の異常がある	☑	
		C-3 咀嚼に影響する齲蝕がある	☐	
		C-4 強く咬みしめられない	☐	
		C-5 咀嚼時間が長すぎる、短すぎる	☐	
		C-6 偏咀嚼がある	☐	
	嚥下機能	C-7 舌の突出（乳児嚥下の残存）がみられる（離乳完了後）	☐	☐
	食行動	C-8 哺乳量・食べる量、回数が多すぎたり少なすぎたりムラがある等	☐	☐
話す	構音機能	C-9 構音に障害がある（音の置換、省略、歪み等がある）	☐	☐
		C-10 口唇の閉鎖不全がある（安静時に口唇閉鎖を認めない）	☑	☑
		C-11 口腔習癖がある	☐	
		C-12 舌小帯に異常がある	☐	
その他	栄養（体格）	C-13 やせ、または肥満である（カウプ指数・ローレル指数で評価）	☐	☐
	その他	C-14 口呼吸がある	☑	☑
		C-15 口蓋扁桃等に肥大がある	☐	
		C-16 睡眠時のいびきがある	☐	
		C-17 上記以外の問題点（　　　　　）	☐	

＊「上記以外の問題点」とは口腔機能発達評価マニュアルのステージ別チェックリストの該当する項目がある場合に記入する。

図2a　口腔機能発達不全症の評価項目。█ の咀嚼機能の分類で1つ以上、合計3つ以上、該当項目にチェックが付く場合に小機能の算定可。
（図2a〜d は「口腔機能低下症に関する基本的な考え方」より引用改変）

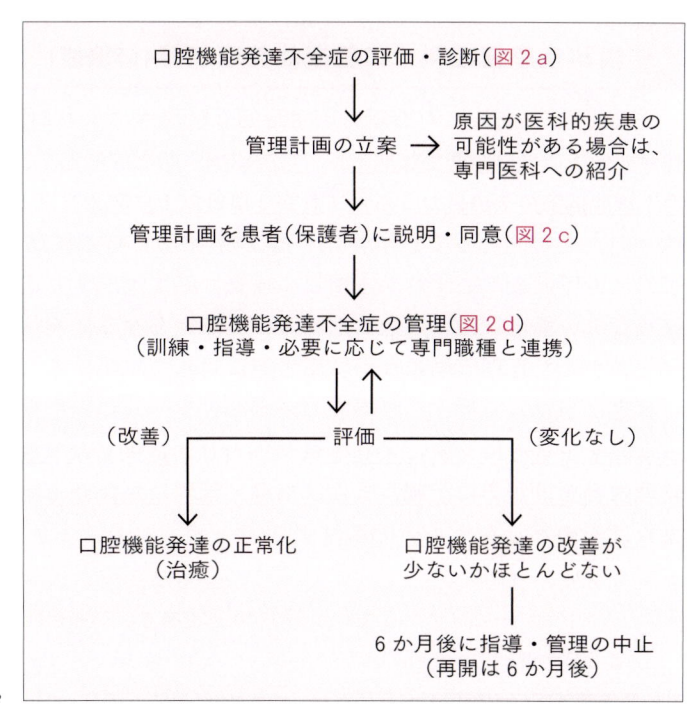

図 2 b　口腔機能発達不全症の評価と管理の概要。

「口腔機能発達不全症」管理計画書

H30 年 6 月 7 日

| No. | 患者氏名 | ○ ○ ○ 子 | 生年月日 H21年 8 月 4 日 | 年齢 8 歳10か月 | 性別　男・(女) |

【管理計画】

機能	分類	項目	評価	管理の計画
食べる	咀嚼機能	歯の萌出に遅れがある	問題なし・あり	経過観察＿＿か月・要処置（　　）
		機能的因子による歯列・咬合の異常がある	問題なし・(あり)	(口唇の力を利用) (指導)・訓練
		咀嚼に影響する齲蝕がある	問題なし・あり	要う蝕治療歯（　　　　）
		強く噛みしめられない	問題なし・あり	（　　　）指導・訓練
		咀嚼時間が長すぎる、短すぎる	問題なし・あり	（　　　）指導・訓練
		偏咀嚼がある	問題なし・あり	（　　　）指導・訓練
	嚥下機能	舌の突出（乳児嚥下の残存）がみられる（離乳完了後）	問題なし・あり	（　　　）指導・訓練
	食行動	哺乳量・食べる量、回数が多すぎたり少なすぎたりムラがある等	問題なし・あり	（　　　）指導・訓練
話す	構音機能	構音に障害がある（音の置換、省略、歪み等がある）	問題なし・あり	（　　　）指導・訓練
		口唇の閉鎖不全がある（安静時に口唇閉鎖を認めない）	問題なし・(あり)	(口唇閉鎖) (指導)・訓練
		口腔習癖がある	問題なし・あり	（　　　）指導・訓練
		舌小帯に異常がある	問題なし・あり	小帯切除・（　　）指導・訓練
その他	栄養（体格）	やせ、または肥満である（カウプ指数・ローレル指数で評価）	問題なし・あり	（　　　）指導・訓練
		カウプ指数・ローレル指数＿＿＿＿＿＿		
	その他	口呼吸がある	問題なし・(あり)	(鼻呼吸) (指導)・訓練
		口蓋扁桃等に肥大がある	問題なし・あり	医科へ対診（必要・経過観察）
		睡眠時のいびきがある	問題なし・あり	医科へ対診（必要・経過観察）／（　　　）指導・訓練
		上記以外の問題点 ( )	問題なし・あり	

*『上記以外の問題点』とは口腔機能発達評価マニュアルのステージ別チェックリストの該当する項目がある場合に記入する。

【管理方針・目標（ゴール）・治療予定等】
耳鼻科に鼻炎のコントロールをしてもらいながら、口唇の力を利用して歯列・咬合の改善を計る

【再評価の時期・治療期間】
治療期間：（ 4 〜 6 ）か月程度　再評価の時期：約（ 6 ）か月後　来院間隔：（ 1 ）か月ごと
写真撮影：管理開始時（口腔内・口腔外）と（ 3 ）か月ごと（口腔内・口腔外）

図 2 c　「口腔機能発達不全症」管理計画書。

指導・管理記録

回数	年月日	管理・指導項目（各項目の該当するものに○）	特記事項
1	H30年 6 月14日	食べる機能　（改善・変化せず・悪化） 話す機能　（改善・変化せず・悪化） その他の機能　（改善・変化せず・悪化）	写真撮影(有)・無 耳鼻科と連携し鼻炎を抑える
2	H30年 7 月19日	食べる機能　（改善・(変化せず)・悪化） 話す機能　（改善・(変化せず)・悪化） その他の機能　（(改善)・変化せず・悪化）	写真撮影(有・(無)) 口呼吸が減ってきた
3	H30年 8 月16日	食べる機能　（改善・(変化せず)・悪化） 話す機能　（改善・(変化せず)・悪化） その他の機能　（(改善)・変化せず・悪化）	写真撮影(有・(無)) 口唇を閉じられるようになってきた
4	H30年 9 月21日	食べる機能　（改善・(変化せず)・悪化） 話す機能　（改善・(変化せず)・悪化） その他の機能　（(改善)・変化せず・悪化）	写真撮影((有)・無) 口呼吸が見られなくなって歯列・咬合が改善してきた
5	H30年10月18日	食べる機能　（(改善)・変化せず・悪化） 話す機能　（改善・(変化せず)・悪化） その他の機能　（(改善)・変化せず・悪化）	写真撮影(有・(無)) さらに歯列・咬合に改善が見られた
6	H30年11月22日	食べる機能　（(改善)・変化せず・悪化） 話す機能　（改善・(変化せず)・悪化） その他の機能　（(改善)・変化せず・悪化）	写真撮影(有・(無)) 口呼吸による口唇の翻転した感じもなくなり、前歯部の咬合も改善した

図 2 d　指導・管理にかかわる記録。なお、本症例の場合、口呼吸がなくなっても、口唇の筋力が弱い場合は必要に応じて筋機能訓練を行う。また、上顎前突や開咬等の改善が不十分な場合は矯正治療も加味する必要がある。

4　歯科疾患管理料　口腔機能管理加算(口機能)　＋100点

歯の喪失や加齢、これら以外の全身的な疾患等により口腔機能の低下を認める65歳以上の患者＊2(口腔機能低下症：口腔衛生状態不良、口腔乾燥、咀嚼機能低下、舌口唇運動機能低下、咬合力低下、低舌圧、嚥下機能低下の７項目のうちいずれか３項目以上に該当)(図３a～d)に対して、口腔機能の回復または維持・向上を目的として医学管理を行う場合(図３e)に算定する。ただし、咀嚼能力検査、咬合圧検査または舌圧検査のいずれか１項目の検査は必ず実施する必要がある。なお、前記の３項目の検査が実施されない場合は歯科疾患管理料のみの算定となる。実施に当たっては、患者の口腔機能の評価の結果を踏まえた管理計画について患者等に対して説明する。

算定に当たっては、口腔機能の評価および一連の口腔機能の管理計画を策定し、管理計画にかかわる情報を患者等に文書により提供(図３f)し、提供した文書の写しをカルテに添付する。また、指導・管理内容をカルテに記載、または指導・管理にかかわる記録を文書により作成している場合は、記録またはその写しをカルテに添付する(図３g)。なお、本加算を算定した月は、文書提供加算は別に算定できない。

＊2：脳卒中やパーキンソン病等の全身的な疾患を有し、口腔機能低下症の診断基準を満たす場合は、65歳未満の患者も算定可。

※口腔機能低下症の管理の実施に当たっては「口腔機能低下症に関する基本的な考え方」(平成30年３月、日本歯科医学会 http://www.jads.jp/basic/pdf/document-180328-02.pdf)を参照のうえ、順守する。

図３a～g　口腔機能低下症の評価・管理に際して作成した文書例など

口腔機能精密検査　記録用紙

患者氏名	○○○夫	生年月日	S24年　7月　6日(　68歳)	(男)・女)

計測日　　年　　月　　日

下位症状	検査項目	該当基準	検査値	該当
①　口腔衛生状態不良	舌苔の付着程度	50%以上	67　%	☑
②　口腔乾燥	口腔粘膜湿潤度	27未満		□
	唾液量	2g/2分以下		
③　咬合力低下	咬合圧検査	200N未満（プレスケール） 500N未満（プレスケールⅡ）	N	□
	残存歯数	20本未満	本	
④舌口唇運動機能低下	オーラルディアドコキネシス	どれか１つでも，6回/秒未満	/pa/　7　回/秒 /ta/　5　回/秒 /ka/　6　回/秒	☑
⑤　低舌圧	舌圧検査	30kPa未満	25　kPa	☑
⑥　咀嚼機能低下	咀嚼能力検査	100mg/dL未満	mg/dL	☑
	咀嚼能率スコア法	スコア0，1，2	2	
⑦　嚥下機能低下	嚥下スクリーニング検査（EAT－10）	3点以上	1　点	□
	自記式質問票（聖隷式嚥下質問紙）	3項目以上該当		

該当項目が３項目以上で「口腔機能低下症」と診断する。　**該当項目数：** 4

図３a　口腔機能低下症の評価項目。咀嚼機能低下(咀嚼能力検査を算定した患者に限る)、咬合力低下(咬合圧検査を算定した患者に限る)または低舌圧(舌圧検査を算定した患者に限る)のいずれかに該当する患者が対象となる。上記３項目の評価に１つ以上、合計３つ以上、該当項目にチェックが付く場合に口機能の算定可。(図３a～c、e～gは「口腔機能低下症に関する基本的な考え方」より引用改変)

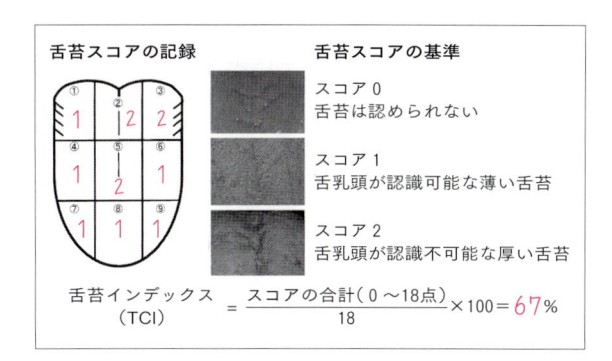

図 3 b　TCI(Tongue Coating Index)による口腔衛生状態不良の検査。

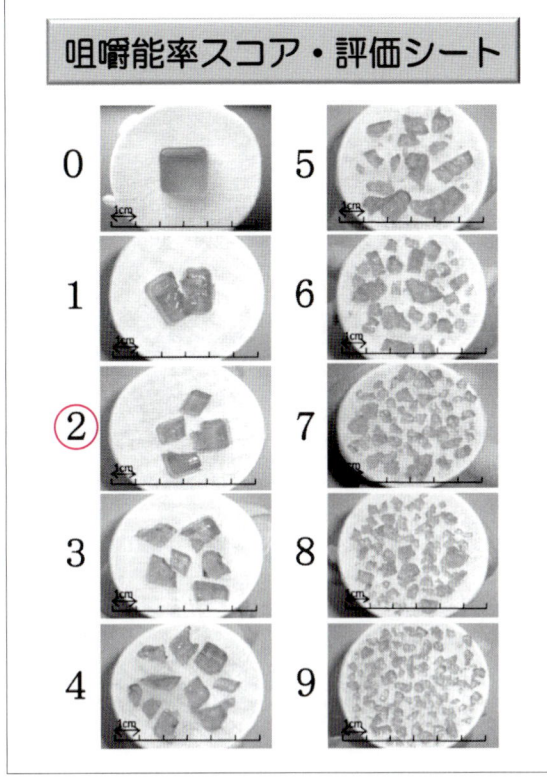

図 3 c　咀嚼能率スコア法に用いた視覚資料。

図 3 d　嚥下スクリーニングシート EAT-10(ネスレ日本株式会社のご厚意による)。

図 3 の事例で行っている検査(図 3 a で ▭ で囲った検査)

1) 口腔衛生状態不良→ TCI(図 3 b)

　視診により舌苔の付着程度を確認する。舌表面 9 区分について舌苔の付着程度を 3 段階(スコア 0 ～ 2)で評価し、その合計を算出。TCI が50％以上の場合に該当する。

2) 舌口唇運動機能低下→オーラルディアドコキネシス

　/pa/ /ta/ /ka/ それぞれの音節の 5 秒間での発音回数を計測する。/pa/ /ta/ /ka/ のいずれかの 1 秒当たりの回数が 6 回未満の場合に該当する。

3) 低舌圧→舌圧検査

　舌圧測定で評価する。舌圧測定器(JMS 舌圧測定器：ジェイ・エム・エス)につなげた舌圧プローブを、舌と口蓋との間で随意的に最大の力で数秒間押し潰してもらい、最大舌圧を計測する。舌圧が30kPa 未満の場合に該当する。

4) 咀嚼機能低下→咀嚼能率スコア法(図 3 c)

　グミゼリー(咀嚼能率検査用グミゼリー：UHA 味覚糖／アズワン)を30回咀嚼後、粉砕度を視覚資料と照合して評価する。スコア 0 、 1 、 2 の場合に該当する。

5) 嚥下機能低下→嚥下スクリーニング検査(図 3 d)

　嚥下スクリーニングシート(EAT-10：The 10-item Eating Assessment Tool)の質問項目について合計点数が 3 点以上の場合に該当する。

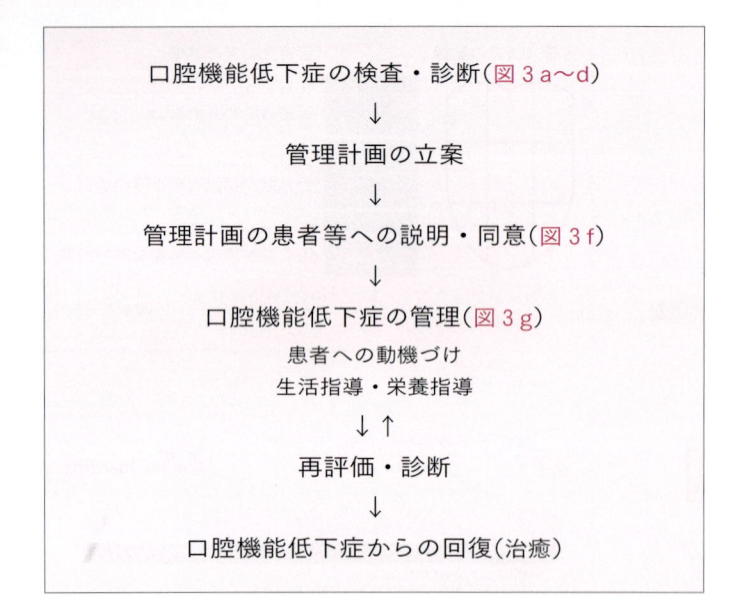

口腔機能低下症の検査・診断（図３a〜d）

↓

管理計画の立案

↓

管理計画の患者等への説明・同意（図３f）

↓

口腔機能低下症の管理（図３g）

患者への動機づけ

生活指導・栄養指導

↓↑

再評価・診断

↓

口腔機能低下症からの回復（治癒）

図３e　口腔機能低下症の評価と管理の概要。

管理計画書

患者氏名	○ ○ ○ 夫	年齢 68 歳	性別 男・女

H30 年 10月 2 日

【全身の状態】

1	基礎疾患	心疾患・肝炎・糖尿病・高血圧症・脳血管疾患・その他（ ）
2	服用薬剤	1．なし 2．あり （薬剤名： ）
3	意識レベル	1．清明 2．不清明 3．傾眠
4	認知機能低下	1．なし 2．あり
5	肺炎の既往	1．なし 2．あり 3．繰り返しあり
6	体重の変化	1．なし 2．あり （ か月で Kgの 増・減 ）
7	体格指数（BMI）	1．正常範囲内 2．低体重（やせ） 3．肥満
8	食事形態	1.常食 2.軟菜食 3.刻み食 4.ペースト食 5.その他（ ） 6.非経口
9	食思不振	1．なし 2．あり（理由： ）

【口腔機能の状態】

1	口腔内の衛生状態	舌苔付着程度 60 %（基準値 50%以上）	1．正常範囲内 2．低下
2	口腔内の乾燥程度	検査結果 （基準値 ）	1．正常範囲内 2．低下
3	咬む力の程度	検査結果 （基準値 ）	1．正常範囲内 2．低下
4	口唇の動きの程度	パ発音速度 7 回/秒（基準値 6.0 回/秒未満）	1．正常範囲内 2．低下
5	舌尖の動きの程度	タ発音速度 5 回/秒（基準値 6.0 回/秒未満）	1．正常範囲内 2．低下
6	奥舌の動きの程度	カ発音速度 6 回/秒（基準値 6.0 回/秒未満）	1．正常範囲内 2．低下
7	舌の力の程度	舌 圧 25 kPa（基準値 30kPa 未満）	1．正常範囲内 2．低下
8	咀嚼の機能の程度	検査結果 （基準値 ）	1．正常範囲内 2．低下
9	嚥下の機能の程度	検査結果 （基準値 ）	1．正常範囲内 2．低下
10	歯・歯肉の状態	プラーク（なし・あり） 歯肉の炎症（なし・あり） 歯の動揺（なし・あり）	
11	口腔内・義歯の状態		

【口腔機能管理計画】

1	口腔内の衛生	1．問題なし 2．機能維持を目指す 3．機能向上を目指す
2	口腔内の乾燥	1．問題なし 2．機能維持を目指す 3．機能向上を目指す
3	咬む力	1．問題なし 2．機能維持を目指す 3．機能向上を目指す
4	口唇の動き	1．問題なし 2．機能維持を目指す 3．機能向上を目指す
5	舌尖の動き	1．問題なし 2．機能維持を目指す 3．機能向上を目指す
6	奥舌の動き	1．問題なし 2．機能維持を目指す 3．機能向上を目指す
7	舌の力	1．問題なし 2．機能維持を目指す 3．機能向上を目指す
8	咀嚼の機能	1．問題なし 2．機能維持を目指す 3．機能向上を目指す
9	嚥下の機能	1．問題なし 2．機能維持を目指す 3．機能向上を目指す

【管理方針・目標（ゴール）・治療予定等】

機能向上訓練の前に口腔清掃（歯・口腔粘膜・舌の清掃・義歯の清掃の実施）を実施して
その後日常的にできる口腔機能向上のための訓練（口腔体操・嚥下体操等）を実施

【再評価の時期・治療期間】

再評価の時期：約（ 6 ）か月後 ・ 治療期間：（ 未定 ）程度

図３f　口腔機能低下症の管理計画書。

管理指導記録簿

		評価項目	評価	管理日・管理指導記録			
				H30 年 10月 2 日	H30 年 11月 6 日	年 月 日	年 月 日
全身状態	1	栄養	1 改善 2 維持 3 悪化	評価（1・2・3）	評価（1・2・3）	評価（1・2・3）	評価（1・2・3）
口腔機能の状態	1	口腔衛生	1 改善 2 維持 3 悪化	評価（1・2・3）	評価（1・2・3）	評価（1・2・3）	評価（1・2・3）
	2	口腔乾燥	1 改善 2 維持 3 悪化	評価（1・2・3）	評価（1・2・3）	評価（1・2・3）	評価（1・2・3）
	3	咬合・義歯	1 改善 2 維持 3 悪化	評価（1・2・3）	評価（1・2・3）	評価（1・2・3）	評価（1・2・3）
	4	口唇機能	1 改善 2 維持 3 悪化	評価（1・2・3）	評価（1・2・3）	評価（1・2・3）	評価（1・2・3）
	5	舌機能	1 改善 2 維持 3 悪化	評価（1・2・3）	評価（1・2・3）	評価（1・2・3）	評価（1・2・3）
	6	咀嚼機能	1 改善 2 維持 3 悪化	評価（1・2・3）	評価（1・2・3）	評価（1・2・3）	評価（1・2・3）
	7	嚥下機能	1 改善 2 維持 3 悪化	評価（1・2・3）	評価（1・2・3）	評価（1・2・3）	評価（1・2・3）
所見	1	全身状態		特になし	特になし		
	2	口腔機能		〃	口腔衛生状態に改善が見られた		
	3	その他		〃	特になし		
管理内容				口腔清掃の実施	口腔機能向上のための訓練を実施		

図３g　管理指導記録簿。

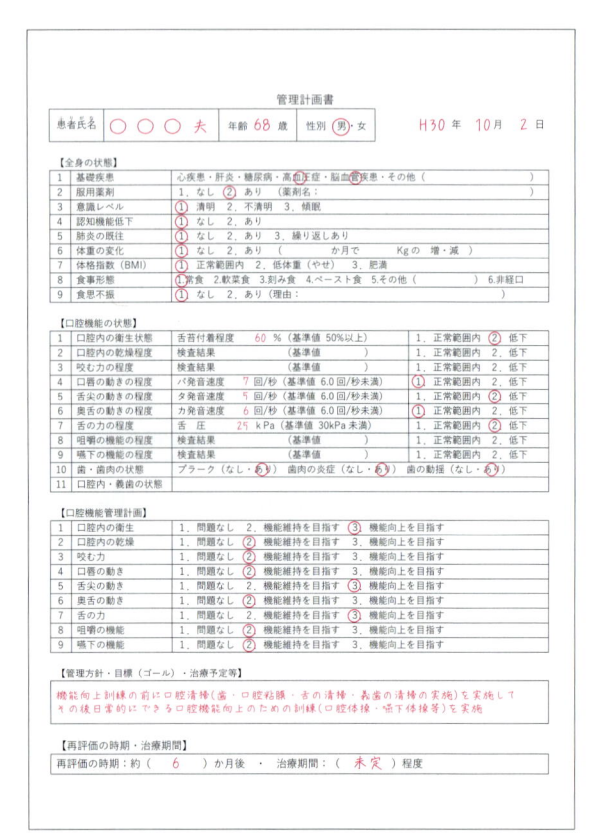

5　その他、新設項目等で文書の添付等が必要なもの

1）大臼歯への非金属による歯冠修復・欠損補綴

　下記❶〜❸の算定項目について、金属アレルギー患者の場合は、いずれも<u>医科の保険医療機関または医科歯科併設の医療機関の医師からの診療情報提供（診療情報提供料の様式に準じるもの）が必要</u>となっている。

❶高強度硬質レジンブリッジ（HRBr）　4,100点（1装置につき、材料料含む）

　平成30年4月改定で新設された、金属代替材料として歯冠用グラスファイバーによるフレームに高強度の硬質レジンを用いて製作する、臼歯部1歯中間欠損部に対するポンティックを含む、臼歯3歯のブリッジ治療。上下顎両側すべての第二大臼歯が残存し、左右の咬合支持がある患者に対し、過度な咬合圧が加わらない場合等に、第二小臼歯の欠損に対して、第一小臼歯および第一大臼歯を支台歯とするブリッジ（④5⑥）に使用できる。なお、<u>歯科用金属を原因とする金属アレルギー患者</u>については、医科保険医療機関等からの診療情報提供に基づく場合に限り、臼歯部1歯の中間欠損に対して、臼歯の支台歯2歯とポンティック1歯のブリッジ（⑤6⑦、⑥7⑧）にも使用できる。

❷大臼歯 CAD/CAM 冠（歯 CAD）　1,723点（大臼歯1歯につき、材料料含む）

　平成29年12月より、上下顎両側すべての第二大臼歯が残存し、左右の咬合支持が確保されている患者に対し、過度な咬合圧が加わらない場合等に、下顎第一大臼歯に限り CAD/CAM 冠の使用が認められるようになった。ただし、<u>歯科用金属を原因とする金属アレルギー患者</u>については、平成28年4月改定より保険医療機関等からの診療情報提供に基づく場合に限り、すべての大臼歯に CAD/CAM 冠が使用可能である。

　なお、CAD/CAM 冠用材料（Ⅱ）（大臼歯用）を使用した場合、<u>付属する材料の名称・ロット番号等を記載した文書（シール等）を保存（カルテに貼付する等）</u>し、管理する必要がある。

❸硬質レジンジャケット冠（HJC）　964点（光重合）／776点（加熱重合）（材料料含む）

　<u>歯科用金属を原因とする金属アレルギー患者</u>では、医科保険医療機関等からの診療情報提供に基づく場合に限り、大臼歯でも硬質レジンジャケット冠の使用が認められている。

2）歯科特定疾患療養管理料（特疾管）150点（月2回）　共同療養指導計画加算 ＋100点（1回限り）

　平成30年4月改定で、<u>新たに骨吸収抑制薬関連顎骨壊死（骨露出をともなうものに限る）</u>または<u>放射線性顎骨壊死の患者が追加</u>になったほか、顎・口腔の先天異常、舌痛症（心因性を含む）、難治性の口腔軟組織の疾患、口腔乾燥症（放射線治療または化学療法が原因のものに限る）、睡眠時無呼吸症候群（口腔内装置治療を要するものに限る）の患者に対して、治療計画に基づき、服薬、栄養等の療養上の指導を行い、<u>症状および管理内容の要点をカルテに記載</u>した場合、月2回に限り算定できる。

　さらに、主治医と共同で歯科診療に関する総合的な口腔の療養指導計画を策定し、患者に内容を文書により提供した場合は、患者1人につき1回に限り共同療養指導計画加算を算定できる（患者の症状に変化が生じた等で計画を見直し、あらためて文書を提供した場合は再度算定可）。この場合、<u>患者に提供した療養指導計画の文書の写しをカルテに添付</u>するとともに、策定にかかわった<u>主治医の保険医療機関名および氏名をカルテに記載</u>する。

第1章　保険診療とは

保険診療とは、健康保険法、医師法、歯科医師法、療養担当規則(厚生労働省令)等の法令に基づき、国民皆保険制度によって、すべての国民が加入を義務づけられている公的な医療保険(社会保険、国民健康保険、後期高齢者医療制度等)によって行われる医療のことである。

1　保険診療を行うには

1）保険診療を行える歯科医院とは

診療所(病院)の所在地を管轄する地方厚生(支)局から保険医療機関の指定を受けた歯科医院であること。

2）保険診療を行える歯科医師とは

主たる勤務地、または住所地を管轄する地方厚生(支)局により保険医として登録された歯科医師であること。

1）と2）の条件を満たした場合、すなわち保険医療機関(歯科医院)に所属する保険医(歯科医師)が保険診療を行うことができる。ただし、保険医が勤務する保険医療機関の主たる勤務地が都道府県をまたいで変更になった場合は、あらためて登録に関する変更届を遅滞なく提出する必要がある。

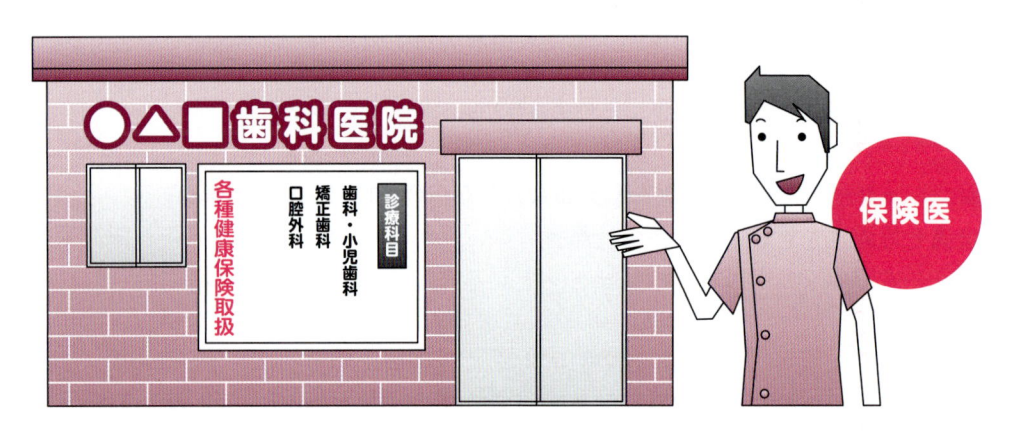

2　保険診療を受けるためには

医療保険事業経営の主体となって資格の確認、保険料の徴収、保険の給付を行う機関を保険者[全国健康保険協会、健康保険組合、各種共済組合、国民健康保険(都道府県・市区町村や組合)、後期高齢者医療広域連合等]といい、保険者に一定の保険料を納め、病気やケガをしたときに医療給付を受ける人を被保険者という。

被保険者またはその扶養家族は、保険者より発行された保険証(被保険者証、図1)を保険医療機関の窓口に提示することにより、保険診療を受けることができる。

図1　被保険者証の例

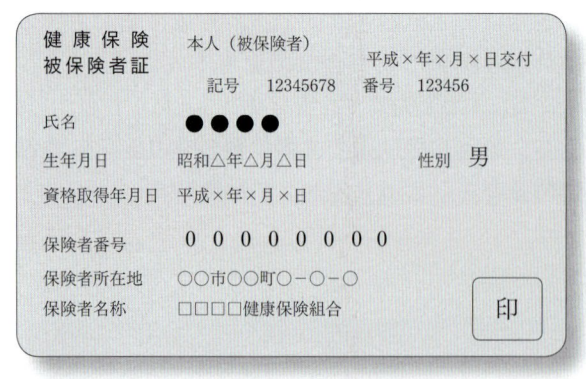

健康保険 被保険者証	本人（被保険者）	平成×年×月×日交付
記号 12345678	番号 123456
氏名	●●●●
生年月日	昭和△年△月△日	性別 男
資格取得年月日	平成×年×月×日
保険者番号	0 0 0 0 0 0 0 0
保険者所在地	○○市○○町○−○−○
保険者名称	□□□□健康保険組合	印

※保険者によって書式が異なる場合がある。

3　保険診療の内容とは

　受けられる保険診療（療養の給付という）の内容は「保険医療機関及び保険医療養担当規則」（療養担当規則という、101頁参照）に以下のように定められている。

❶ 診察
❷ 薬剤又は治療材料の支給
❸ 処置、手術、その他の治療
❹ 居宅における療養上の管理及びその療養に伴う世話その他の看護
❺ 病院又は診療所への入院及びその療養に伴う世話その他の看護

4　診療報酬と一部負担金とは

　保険医療機関は、療養の給付（保険診療）を行った場合には、診療行為別に点数化した歯科診療報酬点数表（次頁図3参照）に決められた点数（1点につき10円）に従って金額を算出し、一部（多くの場合は3割、保険者や医療制度により0割、1割、2割の場合がある）を患者から一部負担金として窓口で徴収し、残りを1か月単位で診療報酬明細書（レセプト）にまとめ、一部の例外を除き、電子レセプトとしてオンラインまたは電子媒体で、社会保険（全国健康保険協会、健康保険組合、各種共済組合等）および、生活保護は社会保険診療報酬支払基金に、国民健康保険と後期高齢者医療制度分は国民健康保険団体連合会に請求する（図2）。

図2　診療報酬請求の流れ

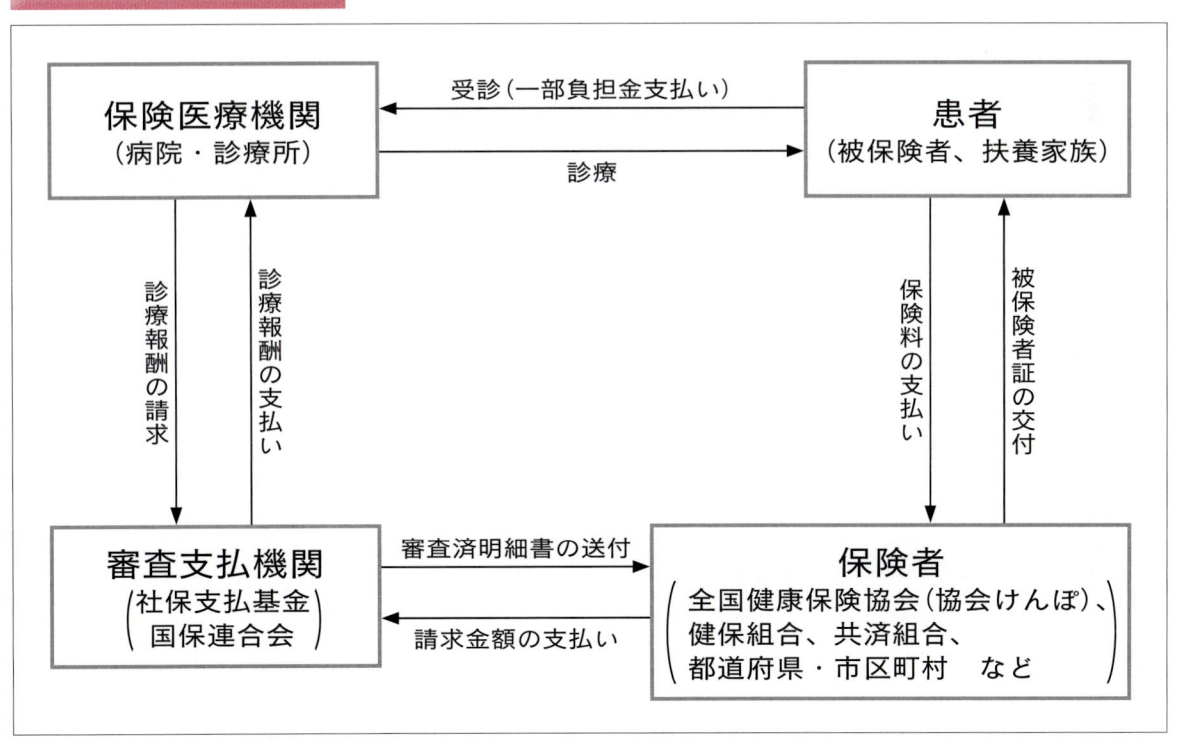

　下記点数表のうち赤字は所定点数、（　）の点数は6歳未満の乳幼児または著しく歯科診療が困難な者を診療した場合の点数である。歯科訪問診療料のみ算定患者については、項目の左に＊印を付した診療行為を行った場合は（　）の点数（≪　≫の記載がある場合はその点数）を算定し、それ以外の行為は所定点数を算定する。

［初診・再診］（☞は23頁参照）　　　　　　　　　　　　　　　　　　　　　　　　※印は施設基準の届出が必要

☞歯科初・再診料および外来環は平成30年9月30日まで本表の点数、10月1日より点数改定	※外来環	時間外 休日・深夜を除く標準時間外	休日 日曜・祝日12/29～1/3	深夜 午後10時～午前6時	乳 6歳未満	乳時間外	乳休日	乳深夜	特 著しく治療が困難な者	乳+特	特連 治療環境に円滑に適応できるようにする	乳+特連	特連医療機関	特地 特連を除く歯科診療所
						乳幼児における時間外、休日、深夜の診療								
歯科初診料※ ……………234	+25	+85	+250	+480	+40	+125	+290	+620	+175	+215	+250	+290	+100	+100
歯科再診料※… 45	明細+1	+5	+65	+190	+420	+10	+75	+200	+530	+175	+185			

［医学管理］　　　　　　　　　　　　　　　　　　　　　　　　　　　　　　　　※印は算定に文書による情報提供が必要な場合

歯科疾患管理料（歯管）…………………… 100
　文書提供加算※ …………………………… +10
　エナメル質初期う蝕加算（かかりつけ歯科医機能強化型歯科診療所）……………………………………… +260
　洗口指導加算※（4歳以上13歳未満、修復終了後）…… +40
　（注）う蝕多発傾向者が対象
　総合医療管理加算 ………………………… +50
　口腔機能管理加算※ ……………………… +100
　小児口腔機能管理加算※ ………………… +100
歯科衛生実地指導料1※（月1回、15分以上指導）80
歯科衛生実地指導料2
　（月1回15分以上または合計15分以上）…… 100
　（歯科診療特別対応連携施設・地域歯科診療支援病院）
歯周病患者画像活用指導料…………………… 10
　2枚目から1枚につき（1回につき5枚限り）… +10

新製有床義歯管理料※（装着月1回に限る）
　┌困難 …………………………………… 230
　└上記以外 …………………………… 190
周術期等口腔機能管理計画策定料※ …… 300
　（手術等にかかわる一連の治療中1回）
周術期等口腔機能管理料（I）※
　手術前（1回に限り）…………………… 280
　手術後（3か月以内、計3回まで）…… 190
周術期等口腔機能管理料（II）※
　手術前（1回に限り）…………………… 500
　手術後（3か月以内、月2回まで）…… 300
周術期等口腔機能管理料（III）※（放射線治療、化学療法（予定患者含）または緩和ケアを受ける患者）
　（月1回）…………………………………… 190
薬剤情報提供料※
　（月1回、処方内容変更の場合はそのつど）… 10
　患者の求めに応じて手帳に記載した場合……… +3

診療情報提供料（I）※ ………………… 250
歯科診療が困難な者または歯科訪問診療料算定患者を、以下に紹介した場合の加算…………… +100
　歯科診療特別対応連携施設、地域歯科診療支援病院、医科保険医療機関、指定居宅介護支援事業者
歯科診療特別対応連携施設または地域歯科診療支援病院が歯科診療実施保険医療機関に紹介した場合の加算 …………………………………… +100
診療情報提供料（II）※ ………………… 500
診療情報連携共有料※（医科との連携）…… 120
歯科特定疾患療養管理料（月2回まで）…… 150
　共同療養指導計画加算※ ……………… +100
歯科治療時医療管理料（1日につき）…… 45
退院時共同指導料I ※
　（在宅療養支援歯科診療所1、2）（1回のみ）… 900
　（上記以外の歯科診療所）（1回のみ）…… 500
　特別管理指導加算 ……………………… +200

［検査］

歯周病検査（1口腔単位）
（1か月以内の検査2回目以降は50/100の算定）

	1～9歯	10～19歯	20歯以上
歯周基本検査（乳歯は歯数に含まない）	50	110	200
歯周精密検査（乳歯は歯数に含まない）	100	220	400
混合歯列期歯周病検査	80	（プラークの付着状況およびプロービング時の出血）	

歯周病部分的再評価検査
　（歯周外科手術後1歯1回に限り）……… 15

歯冠補綴時色調採得検査………………… 10
電気的根管長測定検査（EMR）（1根管目）… 30
　2根管目から1根管につき …………… +15
細菌簡易培養検査（S培）（1歯1回につき）
　………………………………………… 60
顎運動関連検査（1装置につき）………… 380
　┌下顎運動路描記法（MMG）
　│ゴシックアーチ描記法（GoA）
　│パントグラフ描記法（Ptg）　の場合
　└チェックバイト検査（ChB）

咀嚼能力検査（6か月に1回）………… 140
咬合圧検査（6か月に1回）…………… 130
舌圧検査（6か月に1回）……………… 140
有床義歯咀嚼機能検査1（1回につき）
　下顎運動測定と咀嚼能力測定を併せて行う場合… 560
　咀嚼能力測定のみを行う場合……… 140
有床義歯咀嚼機能検査2（1回につき）
　下顎運動測定と咬合圧測定を併せて行う場合… 550
　咬合圧測定のみを行う場合………… 130
精密触覚機能検査（月1回）…………… 460

［画像診断］

単純撮影（I）	パノラマ断層撮影（フィルム料含む）	時間外緊急院内画像診断加算
（フィルム料含む）（　）の点数は一連症状確認	四ツ切…… 311	（1日につき）

単純撮影（I）
（フィルム料含む）（　）の点数は一連症状確認
　標準型48(38)　　　咬合型59(49)
　全顎10枚法438
　小児型47(37)、48(38)　咬翼型59(49)
　全顎14枚法449
　3歳未満の乳幼児には撮影料50/100加算
　3歳以上6歳未満の幼児には撮影料30/100加算

単純撮影（II）
（スタタスエックス2等）
（フィルム料含む）
スタタスエックス2（カビネ使用）
　1枚 ………………………………… 154
注）フィルムの算定については、使用フィルムと四ツ切フィルムとの面積比により算定する。

パノラマ断層撮影（フィルム料含む）
　四ツ切…… 311
　オルソパントモ型　（小）317（大）315
　〔3歳以上6歳未満（小）372（大）370〕

時間外緊急院内画像診断加算
（1日につき）
　┌時間外
　│休日　　　+110
　└深夜

フィルム料　標準型 2.8　咬翼型 3.9　四ツ切 6.3　小児型 2.3,3.0　咬合型 3.6　カビネ 3.7 オルソパントモ型(小)11.8　(大)10.1	6歳未満1.1倍

デジタル撮影　電子画像管理加算（フィルム料なし）
　　　　　　　X線10　パノラマ95　歯CT120　その他60
　　　　　「電」58(48)　「パ電」402(402)　「CT電」1170(1170)　「他電」213(171)

［投薬注射］

| 処方料 | 6種以下……42 7種以上……29 （3歳未満＋3） | 調剤料 | 1回の処方につき 内服・浸煎・屯服…9 外用…………6 | 薬剤料 | ┌内服・浸煎（1日分の薬価） │屯服（1回分の薬価） │外用（1調剤の薬価）│-15円 └注射薬剤（1回分の薬価） | ÷10円＋1点 （1点未満の端数は切り上げる） | 処方箋 | 6種以下……68 7種以上……40 （3歳未満＋3） （一般名処方1＋6 （一般名処方2＋4 | 注射 | 静脈内……………32 皮内・皮下・筋肉内……20 |

［リハビリテーション］

歯科口腔リハビリテーション料1	1　有床義歯（装着月以外、月1回に限り）	困難 ……… 124	歯科口腔リハビリテーション料2 … 54（顎関節治療用装置装着患者、月1回に限り、施設基準）	摂食機能療法（1日につき）
		上記以外 … 104		30分以上 ………………………… 185
	2　舌接触補助床（月4回に限り） …………… 194			・治療開始から3か月以内、1日単位で算定
	3　その他			・治療開始から4か月以上、月4回に限り
	（口蓋補綴、顎補綴、月4回に限り） ……… 189			30分未満 ………………………… 130
				・脳卒中発症から14日以内、1日単位で算定

［処置］

う蝕処置（1歯1回につき） …………… 18(27)

咬合調整
- 1～9歯 ………………………… 40(60)
- 10歯以上 ……………………… 60(90)

残根削合（1歯1回につき） …………… 18(27)

歯髄保護処置（1歯につき）
- 歯髄温存療法 ………………… 188(282)
- 直 PCap ……………………… 150(225)
- 間 PCap ………………………… 30(45)

早期充填処置（シーラント）（乳歯または幼若永久歯）（1歯につき、歯面清掃、前処理、材料料を含む）
- 複合レジン系 ………………… 145(212)
- グラスアイオノマー系 ……… 144(211)

除去（1歯につき）
- 簡単 …………………………… 20(30)
- 困難 …………………………… 36(54)
- 著しく困難 …………………… 60(90)
- 根管内異物 …………………… 150(225)

歯の破折片除去（麻酔の費用は別算定）
- ………………………………… 30(45)

有床義歯床下粘膜調整処置（1顎1回につき）
- ………………………………… 110(165)

う蝕薬物塗布処置
- 3歯まで ……………………… 46(69)
- 4歯以上 ……………………… 56(84)

知覚過敏処置（1口腔1回につき）
- 3歯まで ……………………… 46(69)
- 4歯以上 ……………………… 56(84)

生活歯髄切断 …………………… 230(345)
- 歯根完成期以前および乳歯 …… +40(+60)

失活歯髄切断（1歯につき） ………… 70(105)

フッ化物歯面塗布処置（1口腔につき）
- う蝕多発傾向者（13歳未満、3か月に1回）… 110(165)
- エナメル質初期う蝕（3か月に1回）……… 130(195)

口腔粘膜処置（1口腔につき）………… 30(45)
- （レーザー照射による処置を行った場合）

後出血処置 ……………………… 470(705)
- 6歳未満 ……………………… 500(750)

口腔内外科後処置（1口腔1回につき）… 22(33)

口腔外外科後処置（1回につき）……… 22(33)

歯周基本治療（浸麻の費用を含む）

スケーリング（SC）	1/3顎につき	1/3顎を増すごと
初回時	68(102)	+38(+57)
2回目以降	34(51)	+19(+29)

（1/3顎単位）

SRPおよびPCur	前歯	小臼歯	大臼歯
初回時	60(90)	64(96)	72(108)
2回目以降	30(45)	32(48)	36(54)

（1歯につき）

歯周病安定期治療（Ⅰ）（SPT（Ⅰ））
- 1～9歯 ……………………… 200(300)
- 10～19歯 …………………… 250(375)
- 20歯以上 …………………… 350(525)

（3か月に1回、歯周外科手術後等の治療間隔の短縮が必要な場合は月1回可）

歯周病安定期治療（Ⅱ）（SPT（Ⅱ））
- 1～9歯 ……………………… 380(570)
- 10～19歯 …………………… 550(825)
- 20歯以上 …………………… 830(1245)

（月1回、かかりつけ歯科医機能強化型歯科診療所）

周術期等専門的口腔衛生処置（1口腔につき）
- 周術期等専門的口腔衛生処置1 … 92(138)
- （周Ⅰ、周Ⅱの入院中患者に歯科衛生士が実施、術前・術後に1回限り）
- （周Ⅲの患者に歯科衛生士が実施、周Ⅲ算定月に月1回限り）
- 周術期等専門的口腔衛生処置2 … 100(150)
- （歯科医師または歯科衛生士が実施、口腔粘膜に対する処置を行い、口腔粘膜保護材を使用した場合、1回に限り）

機械的歯面清掃処置（1口腔につき）… 68(102)
- （歯科医師または歯科衛生士が実施、2か月に1回限り）

歯周疾患処置（P処）（1口腔1回につき）… 14(21)

歯周基本治療処置（1口腔につき）…… 10(15)
- （歯周基本治療後、薬剤による洗浄、月1回・P処算定月は不可）

歯周治療用装置（印象、装着等を含む）（人工歯、鉤等は別算定）
- （歯周精密検査を実施した場合に算定）
- 冠形態（1歯につき）………………… 50(75)
- 床義歯形態（1装置につき）…… 750(1125)

暫間固定（固定源となる歯は歯数に含めない）
- 簡単なもの ………………… 230(345)
- （エナメルボンドシステムの場合は200点(300点)）
- 困難なもの ………………… 530(795)
- （エナメルボンドシステムの場合は500点(750点)）

暫間固定装置修理 ……………… 70(105)

暫間固定除去（1装置につき）………… 30(45)

線副子（1歯につき） …………… 680(1020)

口腔内装置1
- 顎関節治療用装置 ………… 1530(1545)
- 歯ぎしりに対する口腔内装置 1650(1725)

口腔内装置2
- 顎関節治療用装置 …………… 830(845)
- 歯ぎしりに対する口腔内装置 950(1025)

口腔内装置3
- 歯ぎしりに対する口腔内装置 …… 800(875)
- 気管内挿管時の歯の保護等を目的として製作した口腔内装置 ………… 680(695)

睡眠時無呼吸症候群に対する口腔内装置（1装置につき）
- 睡眠時無呼吸症候群に対する口腔内装置1 ………………………… 3300(3450)
- 睡眠時無呼吸症候群に対する口腔内装置2 ………………………… 2300(2450)

舌接触補助床（1装置につき）
- 新たに製作した場合 ……… 2620(2680)
- 旧義歯を用いた場合 ……… 1120(1180)

口腔内装置調整・修理（1口腔につき）
- 口腔内装置調整
  - 睡眠時無呼吸症候群、歯ぎしり … 120(180)
  - 上記以外 …………………… 220(330)
- 口腔内装置修理 …………… 234(351)

術後即時顎補綴装置（1顎につき）… 2800(2950)

注）暫間固定、線副子、口腔内装置、睡眠時無呼吸症候群に対する口腔内装置、舌接触補助床、術後即時顎補綴装置の点数は装着料を含む。印象採得料、装着材料料は別算定。

抜髄（1歯につき）		感染根管処置（1歯につき）	根管貼薬処置（1歯1回につき）	根管充填（1歯につき）
単根　228　（296）	歯髄温存療法後3か月以内　188点減算	単根　150　（195）	単根　28　（42）	単根　72　（108）
2根　418　（543）	直 PCap 後1か月以内　150点減算	2根　300　（390）	2根　34　（51）	2根　94　（141）
3根以上　588　（882）		3根以上　438　（657）	3根以上　46　（69）	3根以上　114　（171）

抜髄即充（1歯につき）		感根即充（1歯につき）	加圧根充処置（1歯につき）
《　》内は歯科訪問診療料のみ算定患者の点数			（補管届出医療機関のみ）X線による確認必要
単根　300　（404）《368》	歯髄温存療法後3月以内　188点減算	単根　222　（303）《267》	単根　136　（204）
2根　512　（684）《637》	直 PCap 後1か月以内　150点減算	2根　394　（531）《484》	2根　164　（246）
3根以上　702（1053）《996》		3根以上　552　（828）《771》	3根以上　200　（300）
			手術用顕微鏡加算（4根管、樋状根）…………………………… +400(+600)

［手術］

抜歯手術（1歯につき）
- 乳歯 ··············130(195)
- 前歯 ··············155(233)
- 臼歯 ··············265(398)
- 難抜歯加算 ··········+210(+315)
  - （前歯、臼歯のみ、歯根肥大・骨の癒着歯等に対する骨の開さくまたは歯根分離術）
- 埋伏歯 ··············1050(1575)
  - （骨性の完全埋伏歯または水平埋伏智歯に限る）
  - 下顎智歯（骨性・水平埋伏）··········+100(+150)
- 歯根分割掻爬術··········260(390)
- ヘミセクション（分割抜歯）··470(705)
- 抜歯窩再掻爬術··········130(195)
- 歯槽骨整形術 ┐
- 骨瘤除去手術 ┘ ······110(165)
- 腐骨除去手術
  - 歯槽部に限局するもの··· 600(900)
  - 顎骨（片側の1/3未満）··1300(1950)
  - 顎骨（片側の1/3以上）······3420(5130)

口腔内消炎手術
- 智歯周囲炎の歯肉弁切除等··· 120(156)
- 歯肉膿瘍等 ··············180(234)
- 骨膜下膿瘍、口蓋膿瘍等 230(345)
- 顎炎または顎骨骨髄炎等
  - 1/3顎未満 ··············750(1125)
  - 1/3顎以上 ··············2600(3900)
  - 全顎 ··············5700(8550)

口腔外消炎手術
- （骨膜下・皮下膿瘍、蜂窩織炎等）
  - 2cm未満のもの ··········180(270)
  - 2cm以上5cm未満のもの ···300(450)
  - 5cm以上のもの ··········750(1125)

歯根嚢胞摘出手術
- 歯冠大 ··············800(1200)
- 拇指頭大 ··············1350(2025)
- 鶏卵大 ··············2040(3060)

歯根端切除手術（1歯につき）
- （歯根端閉鎖の費用を含む）
  - 歯科CT,手術用顕微鏡を使用 ···2000(3000)
  - 上記以外 ··············1350(2025)
- 注）歯根端切除と歯根嚢胞摘出を同時に行った場合の従たる手術は50/100算定。

口腔内軟組織異物（人工物）除去術
- 簡単なもの ··············30(45)
- 困難なもの
  - 浅在性のもの ··········680(1020)
  - 深在性のもの ··········1290(1935)

歯肉、歯槽部腫瘍手術（エプーリスを含む）
- 軟組織に限局するもの··· 600(900)
- 硬組織に及ぶもの··········1300(1950)

顎関節脱臼非観血的整復術
- （片側） ··············410(615)

歯槽骨骨折非観血的整復術
- 1〜2歯 ··············680(1020)
- 3歯以上 ··············1300(1950)

創傷処理（口腔内縫合術）
- 長径5cm未満（小深）··········1250(1875)
- 長径5cm以上10cm未満（中深）
  - ··············1680(2520)
- 長径5cm未満（小浅）··· 470(705)
- 長径5cm以上10cm未満（中浅）
  - ··············850(1275)

歯周外科手術
- 歯周ポケット掻爬術 ······80(120)
- 新付着手術 ············160(240)
- 歯肉切除手術 ··········320(480)
- 歯肉剥離掻爬術 ········630(945)
- 歯周組織再生誘導術(GTR術)(材料は別算定)
  - 1次手術(誘導膜の固定)
    - ··············840(1260)
  - FOp およびGTR1次手術時歯根面レーザー応用加算 +60(+90)
  - 2次手術(非吸収性膜の除去)
    - ··············380(570)
- 歯肉歯槽粘膜形成手術
  - 歯肉弁根尖側移動術··· 600(900)
  - 歯肉弁歯冠側移動術··· 600(900)
  - 歯肉弁側方移動術··········770(1155)
  - 遊離歯肉移植術（手術野ごと）··········770(1155)
  - SPT開始後の歯周外科手術は50/100で算定
- 頬、口唇、舌小帯形成術·····560(840)

レーザー機器加算の対象手術

レーザー機器加算1	歯肉、歯槽部腫瘍手術(エプーリスを含む)軟組織に限局するもの、浮動歯肉切除術(1/3顎程度、1/2顎程度)、舌腫瘍摘出術(粘液嚢胞摘出術)、口蓋腫瘍摘出術(口蓋粘膜に限局するもの)、頬、口唇、舌小帯形成術、口唇腫瘍摘出術(粘液嚢胞摘出術)、頬腫瘍摘出術(粘液嚢胞摘出術)、がま腫切開術	+50
レーザー機器加算2	歯肉、歯槽部腫瘍手術(エプーリスを含む)硬組織に及ぶもの、浮動歯肉切除術(全顎)、舌腫瘍摘出術(その他のもの)	+100
レーザー機器加算3	口腔底腫瘍摘出術、口蓋腫瘍摘出術(口蓋骨に及ぶもの)、口蓋混合腫瘍摘出術、口唇腫瘍摘出術(その他のもの)、頬腫瘍摘出術(その他のもの)、頬粘膜腫瘍摘出術、がま腫摘出術、舌下腺腫瘍摘出術	+200

［麻酔］

伝達麻酔 ············42(63)	浸潤麻酔 ············30(45)	吸入鎮静法	静脈内鎮静法
（下顎孔・眼窩下孔）	（手術、120点以上の処置、とくに規定する処置、歯冠形成、う蝕歯即時充填形成、う蝕歯インレー修復形成以外で算定）	30分まで ············70(105) 30分を超えた場合は30分またはその端数を増すごとに··· +10(+15)	············120(180)

［歯冠修復］

補綴時診断料（1装置につき）
- 新製（ブリッジ、有床義歯の新製）··········· 90
- 新製以外 ············ 70

歯冠形成（1歯につき）
- レジン前装金属冠は前歯に限る
- 大臼歯の4/5冠は生活歯をブリッジの支台に用いる場合に限る

	金属冠			非金属冠			乳歯金属冠
	前歯3/4冠	レジン前装金属冠	白歯4/5冠・FMC	接着Brの支台接着冠	硬質レジン	CAD/CAM冠・高強度硬質レジンブリッジ	乳歯金属冠
生PZ	796(1194)	796(1194)	306(459)	796(1194)	306(459)	796(1194)	120(180)
失PZ	636(954)	636(954)	166(249)		166(249)	636(954)	114(171)

- ブリッジ支台歯形成加算（金属冠、非金属冠）············· +20(+30)
- 失活歯メタルコア加算（レジン前装金属冠、全部金属冠、非金属冠）··············· +30(+45)
- テンポラリークラウン（1歯1回）（製作、装着、装着材料の費用を含む）
  - （前歯のレジン前装金属冠、硬質レジンジャケット冠の場合のみ）··· 34(51)
- 窩洞形成（KP）
  - 単純なもの ············ 60(90)
  - 複雑なもの ············ 86(129)
  - ※ブリッジ支台歯形成加算として複雑なもののみ（1歯につき）··· +20(+30)
  - う蝕歯無痛的窩洞形成加算（う蝕無痛）（KPと充形が対象）··············· +40(+60)

支台築造（材料料を含む）

	メタルコア	その他
大臼歯	242(330)	159(222)
前・小臼歯	191(266)	147(210)

ファイバーポスト（材料料を含む）（大・小臼歯は根管数により最大2本まで）

	ファイバーポスト	直接法	間接法
大臼歯	1本	270(347)	292(380)
	2本	359(436)	381(469)
前・小臼歯	1本	232(296)	254(329)
	2本	321(385)	343(418)

即時充填形成（充形） ··············126(189)
インレー修復形成（修形） ··············120(180)

充填1		充填2	
（歯面処理を行う場合、1歯につき、材料を除く）		（充填1以外、1歯につき、材料を除く）	
単純なもの	複雑なもの	単純なもの	複雑なもの
104(156)	156(234)	59(89)	107(161)

充填用材料（1窩洞につき）

		単純	複雑
歯科充填用材料I	・光重合型複合レジン（複合レジン系）	11	29
	・光重合型レジン強化グラスアイオノマー（グラスアイオノマー系）標準型・自動練和型	10	26
歯科充填用材料II	・複合レジン（複合レジン系）	4	11
	・グラスアイオノマーセメント（グラスアイオノマー系）標準型・自動練和型	4	10
歯科充填用材料III	・歯科用硅酸セメント ・硅燐酸セメント ・歯科充填用即時硬化レジン	2	

乳歯冠（材料料を含む）
- 乳歯金属冠 ··············230(330)
- 乳歯ジャケット冠 ··············392(587)
- CRジャケット冠（複合レジン系）（乳歯・永久歯の前歯のみ）
  - 充填用材料I ··············430(625)
  - 充填用材料II ··············405(600)

印象採得料（1個につき）
　支台築造（メタルコア・ファイバーポストの印象）………… 32(48)
　単純………………………………………………………… 32(48)
　連合………………………………………………………… 64(96)
咬合採得料（1個につき）　……………………………………… 18(27)
装着料（1個につき）
　歯冠修復…………………………………………………… 45(68)
　CAD/CAM 冠内面処理加算　……………………… ＋45(＋68)

装着材料
歯科用合着・接着材料 I
　{接着性レジンセメント（レジン系）標準型・自動練和型……… 17
　{グラスアイオノマー系レジンセメント（グラスアイオノマー系）標準型・自動練和型… 11
歯科用合着・接着材料 II …………………………………… 12
　（グラスアイオノマーセメント（接着用）、シアノアクリレート系セメント）
歯科用合着・接着材料 III ……………………………………… 4
　（歯科用燐酸亜鉛セメント、ハイボンド燐酸亜鉛セメント、カル
　ボキシレートセメント、水硬性セメント）
仮着用セメント（1歯につき）　………………………………… 4

歯冠修復（材料料を含む、装着料・装着材料料は別算定）

大臼歯の4/5冠は生活歯をブリッジの支台に用いる場合に限る

レジン前装金属冠は前歯またはブリッジ支台の第一小臼歯に限る

| 金属歯冠修復 | | インレー | | 前歯3/4冠 | 臼歯4/5冠 | FMC | レジン前装金属冠 |
		単純なもの	複雑なもの				前歯・小臼歯
乳歯	銀合金	201	307			490	
前歯・小臼歯	金パラ	309	521	663	603	821	1632
	銀合金	201	307	398	338	490	1252
	ニッケルクロム合金	194	288	376	316	462	1191
大臼歯	金パラ	365	608		718	967	
	銀合金	207	314		349	503	
	ニッケルクロム合金	194	288		318	464	
14K	ブリッジの支台として使用する場合		941	1191			

非金属歯冠修復（材料料を含む）
　レジンインレー ─ {単純 ……………………………………… 133
　　　　　　　　　　{複雑 ……………………………………… 196
　硬質レジンジャケット冠（前歯・小臼歯）（大臼歯は金属アレルギーに限る） {光重合 ………… 964
　　　　　　　　　　　　　　　　　　　　　　　　　　　　　{加熱重合 ……… 776
CAD/CAM 冠 {小臼歯 …………………………………………………………1485
　　　　　　　{大臼歯（金属アレルギー・上下顎両側の第二大臼歯が残存し、左右の咬合支持がある下顎第一大臼歯に限る）…………1723
小児保隙装置（印象採得料は単純印象で算定、クラウンループまたはバンドループを装着した場合に限る）……………………600(900)

［ブリッジ］

ブリッジ（1装置につき）

	5歯以下	6歯以上
印象採得料	282(423)	334(501)
咬合採得料	76(114)	150(225)
リテイナー	100(150)	300(450)
試適料（前歯部にかかわる場合）	40(60)	80(120)
装着料	150(225)	300(450)
仮着料	40(60)	80(120)

高強度硬質レジンブリッジ装着料内面処理加算……… ＋90(＋135)

注）・5歯以下：支台歯とポンティック数の合計が5歯以下の場合
　　　6歯以上：支台歯とポンティック数の合計が6歯以上の場合
　　・支台装置ごとの装着料は、ブリッジの装着料に含まれる（装着材料料は支台装置ごとに算定）。
　　・ブリッジ未装着の場合は、ブリッジの装着料を算定しない。
　　・脱離再装着の場合は、ブリッジの装着料を算定する（装着材料料は支台装置ごとに算定）。
　　・接着ブリッジは、1歯欠損症例のみで、支台歯のうち1歯以上が接着ブリッジ支台歯の場合。前歯接着冠は3/4冠、臼歯接着冠は4/5冠に準じて算定する。
高強度硬質レジンブリッジ（1装置につき）（材料料を含む）…… 4100

ポンティック（1歯につき）（材料料を含む）

鋳造	金パラ		大臼歯	1025
			小臼歯	879
	その他	ニッケルクロム合金 銀合金	大臼歯 小臼歯	474
レジン前装金属	金パラ		前歯	1535
			小臼歯	1079
			大臼歯	1075
	その他	ニッケルクロム合金 銀合金	前歯	1231
			小臼歯	685
			大臼歯	535

冠およびポンティックの修理

レジン前装金属冠 レジン前装金属ポンティック	窩洞形成＋充填＋材料料 60　　104　　11、10、4
歯冠継続歯、レジンジャケット冠、ポンティック、高強度硬質レジンブリッジ（修理内容および部位にかかわらず3歯として算定）	修理　＋　人工歯料 70

［クラウン・ブリッジ維持管理料］

クラウン・ブリッジ維持管理料（補管）
（1装置につき）
（文書により情報提供を行った場合に算定）

歯冠補綴物	5歯以下ブリッジ	6歯以上ブリッジ
100	330	440

注）・5歯以下：支台歯とポンティックの数の合計が5歯以下の場合（高強度硬質レジンブリッジ含む）
　　・6歯以上：支台歯とポンティックの数の合計が6歯以上の場合
注）当該補綴物の装着時に算定する。

・クラウン・ブリッジ維持管理料には2年以内における同一部位を含む新たな歯冠補綴物またはブリッジの製作にかかわる費用を含む。
・クラウン・ブリッジ維持管理中の補綴物の脱離再装着、対象歯の充填治療については、クラウン・ブリッジ維持管理料に含まれる（装着材料料は別算定）。
・クラウン・ブリッジ維持管理の対象となる歯冠補綴物は、インレーを除く金属歯冠修復、レジン前装金属冠、硬質レジンジャケット冠、CAD/CAM冠である。

・すべての支台をインレーとするブリッジはクラウン・ブリッジ維持管理の対象としない。
・乳歯（後継永久歯が先天性に欠如している乳歯を除く）はクラウン・ブリッジ維持管理の対象としない。
・6歳未満の乳幼児もしくは著しく歯科診療が困難な者を診療した場合、または歯科訪問診療についてはクラウン・ブリッジ維持管理の対象としない。
・金属アレルギー患者に対する非金属歯冠修復、CAD/CAM冠および高強度硬質レジンブリッジについては、クラウン・ブリッジ維持管理料の対象としない。

［有床義歯］

印象採得料（1装置につき）

単純印象	簡単なもの …………………………	42（ 63）
	困難なもの …………………………	72（108）
連合印象………………………………………		230（391）
特殊印象………………………………………		272（462）

咬合採得料（1装置につき）

少数歯欠損（1床1歯～8歯）……………	57（ 97）
多数歯欠損（1床9歯～14歯）…………	187（318）
総義歯………………………………………	283（481）

仮床試適料（1床につき）

少数歯欠損（1床1歯～8歯）……………	40（ 60）
多数歯欠損（1床9歯～14歯）…………	100（150）
総義歯………………………………………	190（285）

鋳造鉤（材料料を含む）

	双子鉤		二腕鉤（レスト付）		
	大大・大小	犬小・小小	大臼歯	小臼・犬歯	前歯
14　　　　K	1114	952	934	770	645
金　パ　ラ	718	615	552	510	490
ニッケルクロム合金 コバルトクロム合金	251	251	233	233	233

線鉤（材料料を含む）

	双子鉤	二腕鉤（レスト付）	レストなし
14　　　　K	655	495	－
不銹鋼・特殊鋼	221	161	141

コンビネーション鉤（材料料を含む、線鉤は不銹鋼・特殊鋼）

		大臼歯	小臼・犬歯	前歯
鋳造鉤	金パラ	438	417	407
	ニッケルコバルト	278	278	278

バー（1個につき）（材料料を含む）

屈曲	不銹鋼・特殊鋼 …………………………	299
鋳造	金パラ …………………………………	1207
	ニッケルクロム合金、コバルトクロム合金 …………	468
保持装置（1個につき）…………………………		60
間接支台装置（1個につき）……………………		109

有床義歯（装着料・材料料を含む、人工歯料は別算定）
《 》内は歯科訪問診療料のみ算定患者の点数

		レジン床義歯	熱可塑性義歯	有床義歯内面適合法（硬質材料）	6か月以内
局部義歯	1歯～4歯	646（676）	751（781）	276（457）《427》	168（274）《244》
	5歯～8歯	781（811）	977（1007）	328（546）《516》	194（318）《288》
	9歯～11歯	1079（1139）	1253（1313）	490（809）《749》	305（495）《435》
	12歯～14歯	1509（1569）	1871（1931）	692（1152）《1092》	406（666）《606》
総義歯		2402（2517）	2991（3106）	1020（1688）《1573》	625（1017）《902》

下顎総義歯内面適合法　軟質材料

シリコーン系 …………………………………	1730（2685）《2570》
6か月以内 ……………………………………	1130（1665）《1550》
アクリル系 ……………………………………	1528（2483）《2368》
6か月以内 ……………………………………	928（1463）《1348》
歯科技工加算1 ………………………………	＋50（＋85）《＋85》
歯科技工加算2 ………………………………	＋30（＋51）《＋51》

装着料

少数歯欠損（1歯～8歯）…………………	60（ 90）
多数歯欠損（9歯～14歯）…………………	120（180）
総義歯………………………………………	230（345）

人工歯料（有床義歯、ジャケット冠（乳歯））

部位 材料	前歯部		小・臼歯部	
	両側	片側	両側	片側
レジン歯	26	13	27	14
スルフォン樹脂	61	30	85	43
硬質レジン歯	61	30	80	40
床用陶歯	184	92	99	50

補綴隙（1個につき）……………………… 60

有床義歯修理（装着料を含む）
《 》内は歯科訪問診療料のみ算定患者の点数

		6か月以内の修理
少数歯欠損（1歯～8歯）	270（405）《390》	150（225）《210》
多数歯欠損（9歯～14歯）	300（450）《420》	180（270）《240》
総義歯	355（533）《475》	235（353）《295》

歯科技工加算1　（院内技工士により当日に修理、新たな欠損に対する増歯の場合）………… ＋50（＋75）《＋75》
歯科技工加算2　（院内技工士により翌日に修理、新たな欠損に対する増歯の場合）………… ＋30（＋45）《＋45》

注）・印象採得、咬合採得を行った場合はそれぞれの点数を算定する。
　　・有床義歯の修理、床裏装の際、人工歯を使用した場合それぞれの人工歯料を別に算定する。

[在宅医療]

歯科訪問診療料（1 日につき）（初・再診料を含む）

		同一建物に居住する患者数		
		歯科訪問診療 1 （1 人のみ）	歯科訪問診療 2 （2 人以上 9 人以下）	歯科訪問診療 3 （10 人以上）
患者 1 人につき 診療に要した時間	20分以上	1036	338	175
	20分未満	725	237	123

歯科訪問診療における特掲診療料の加算

訪問診療のみ算定	抜髄　感染根管処置　膿瘍切開 乳歯・永久歯の普通抜歯 有床義歯修理 欠損補綴の印象採得（連合・特殊） 有床義歯の咬合採得 有床義歯内面適合法	・歯科訪問診療料のみを算定した患者は、抜髄、感染根管処置、膿瘍切開、乳歯・永久歯の普通抜歯、欠損補綴の印象採得（連合・特殊）、有床義歯の咬合採得の場合は（　）の点数を算定する。 ・抜髄即充、感根即充、有床義歯修理、有床義歯内面適合法は《　》の点数を算定する。
訪問診療 ＋ 特別対応加算	外来における特別対応加算と同様の算定	・歯科訪問診療料および歯科診療特別対応加算を算定している場合で特掲診療料の加算を算定する場合は（　）の点数を算定する。

歯科訪問診療料への加算

			歯科訪問診療 1 ～ 3			患者の状態による加算	歯科訪問診療 1（20分以上）のみ	
			歯科訪問診療補助加算	地域医療連携体制加算	診療時間に対する加算		在宅歯科医療推進加算	歯科訪問診療移行加算
						歯科治療困難者	併算定不可	
歯援診 1 ／歯援診 2	同一建物居住者以外	＋115						＋100
	同一建物居住者	＋50			1 時間を超えた場合30分または端数を増すごと＋100	＋175　特導＋250	＋100	
か強診	同一建物居住者以外	＋115	＋300					＋150
	同一建物居住者	＋50						
歯科診療所	同一建物居住者以外	＋90						＋100
	同一建物居住者	＋30						

訪問歯科衛生指導料（20分以上、月 4 回まで）（文書提供が必要）（訪問診療日より 1 か月以内）

- 単一建物診療患者が 1 人の場合·················360
- 単一建物診療患者が 2 人以上 9 人以下の場合·········328
- 上記以外··················300

在宅患者訪問口腔リハビリテーション指導管理料（20分以上、月 4 回）

- 0 ～ 9 歯··················350
- 10 ～ 19歯··················450
- 20歯以上··················550
  - 在宅療養支援歯科診療所加算 1··········＋125
  - 在宅療養支援歯科診療所加算 2··········＋100
  - かかりつけ歯科医機能強化型歯科診療所加算·······＋75
  - 栄養サポートチーム等連携加算 1··········＋80
  - 栄養サポートチーム等連携加算 2··········＋80

小児在宅患者訪問口腔リハビリテーション指導管理料

- （20分以上、月 4 回）··················450
  - 在宅療養支援歯科診療所加算 1··········＋125
  - 在宅療養支援歯科診療所加算 2··········＋100
  - かかりつけ歯科医機能強化型歯科診療所加算·······＋75

歯科疾患在宅療養管理料（月 1 回）

- 在宅療養支援歯科診療所 1 の場合··········320
- 在宅療養支援歯科診療所 2 の場合··········250
- 上記以外の場合··················190
  - 在宅総合医療管理加算··················＋50
  - 文書提供加算··················＋10
  - 栄養サポートチーム等連携加算 1··········＋80
  - 栄養サポートチーム等連携加算 2··········＋80

在宅患者歯科治療時医療管理料（1 日につき）··········45

在宅患者連携指導料（月 1 回）

- （他職種との連携）（1回目の訪問診療から 1 か月以内は算定不可）···900
- （医療関係職種間で文書等により情報共有し、これに基づき指導を行った場合）

在宅患者緊急時等カンファレンス料（月 2 回まで）··········200

- （医療関係職種等がカンファレンスを行い、その結果を踏まえて指導した場合）

フッ化物歯面塗布処置（1 口腔につき）

- 在宅等療養患者··················110(165)
- （初期根面う蝕に罹患している歯科訪問診療料算定患者に 3 か月に 1 回）

在宅等療養患者専門的口腔衛生処置（月 1 回）··········120(180)

☞ **平成 30 年 10 月 1 日からの初・再診料および外来環 1・再外来環 1 の点数**

　平成30年 4 月改定で院内感染防止対策として基本診療料に新しい施設基準が設けられ、10月から評価されることになった（歯科初診料 237点、歯科再診料 48点）。ただし、注 1 の届け出をしないと減算になる（歯科初診料 注 1 226点、歯科再診料 注 1 41点）。

歯科初診料	237点*	外来環 1
		＋23点
歯科初診料 注 1	226点	
歯科再診料	48点*	再外来環 1
		＋ 3 点
歯科再診料 注 1	41点	

※外来環 1、再外来環 1 については41頁参照。

＊ **注 1 に規定する以下の施設基準の届け出をした場合に算定**

①口腔内で使用する歯科医療機器等について、患者ごとの交換や、専用の機器を用いた洗浄・滅菌処理を徹底する等十分な院内感染防止対策を講じていること。

②感染症患者に対する歯科診療に対応する体制を確保していること。

③歯科外来診療の院内感染防止対策にかかわる研修を 4 年に 1 回以上、定期的に受講している常勤の歯科医師が 1 名以上配置されていること。

④当該保険医療機関の見やすい場所に、院内感染防止対策を実施している旨の院内掲示を行っていること。

⑤年に 1 回、院内感染対策の実施状況等について指定の様式により地方厚生（支）局長に報告していること。

第2章 保険医の責務とカルテ

療養担当規則(101頁参照)には、保険診療を行うにあたって保険医療機関と保険医が遵守しなくてはならない事項が記載されている。

その主な内容は以下のとおりである(一部文章をわかりやすく書き換えてある。また文中の「療養の給付」は「保険診療」と置き換えると理解しやすい)。

1 保険医療機関について

- 保険医療機関は懇切丁寧に療養の給付を担当すること。
- 患者に対する療養の給付を担当しなくなったときや患者から被保険者証の返還を求められたときは遅滞なく返還すること。
- 患者から費用の支払いを受けるときは、正当な理由がない限り個別の費用ごとに区分して記載した領収証と当該費用の計算の基礎となった項目ごとに記載した明細書を無償で交付すること。
- 療養の給付の担当に関する診療録(保険診療のカルテ)と他の診療録(自由診療のカルテ等)とを区別して整備すること。
- 療養の給付に関する帳簿、書類、その他の記録はその完結の日から3年間、患者の診療録(カルテ)は5年間保存すること。

……などが記載されている。

2 保険医について

- 診療にあたっては懇切丁寧を旨とし、療養上必要な事項は理解しやすいように指導すること。
- 患者の病気や負傷が自己の専門外であるときや、その診療に疑義があるときは、他の保険医療機関へ転医させたり、他の保険医の対診を求める等の適切な措置を講じること。
- 投薬を行う場合は、患者に後発医薬品(ジェネリック医薬品)を選択しやすくするための対応に努めること。
- 検査、投薬、手術、処置、歯冠修復、欠損補綴、リハビリテーション、入院の指示は必要があると認められる場合に最小限に行う。
- 患者の診療を行った場合は診療録(カルテ)は様式第一号(図4)またはこれに準ずる様式のものに、遅滞なく必要な事項を記載すること。
- 処方箋を交付する場合は様式第二号(図5)またはこれに準ずる様式のものに必要な事項を記載する。
- 処方箋の使用期間は、交付の日を含めて4日以内とする。ただし、特殊な事情(長期の旅行等)がある場合はこの限りではない。
- 保険医が交付した処方箋について保険薬局の保険薬剤師から疑義の紹介があった場合は、適切に対応すること。

……などが記載されている。

図４－１　歯科診療録（様式第一号（二）の１）

様式第一号（二）の１（第二十二条関係）

歯　科　診　療　録

公費負担者番号		保険者番号	
公費負担医療の受給者番号		被保険者証・被保険者手帳　記号・番号	
		有効期限	平成　年　月　日

受診者	氏　名			被保険者氏名	
	生年月日	明大昭平　年　月　日生	男・女	資格取得	昭和平成　年　月　日
	住　所	電話　局　番		事業所（船舶所有者）　所在地	電話　局　番
				事業所（船舶所有者）　名　称	
	職　業		被保険者との続柄	保険者　所在地	電話　局　番
				保険者　名　称	

部　位	傷　病　名	職務	開始	終了	転帰
─┼─		上・外	年　月　日	年　月　日	
─┼─		上・外	年　月　日	年　月　日	
─┼─		上・外	年　月　日	年　月　日	
─┼─		上・外	年　月　日	年　月　日	
─┼─		上・外	年　月　日	年　月　日	
─┼─		上・外	年　月　日	年　月　日	
─┼─		上・外	年　月　日	年　月　日	
─┼─		上・外	年　月　日	年　月　日	
─┼─		上・外	年　月　日	年　月　日	
─┼─		上・外	年　月　日	年　月　日	
─┼─		上・外	年　月　日	年　月　日	
─┼─		上・外	年　月　日	年　月　日	

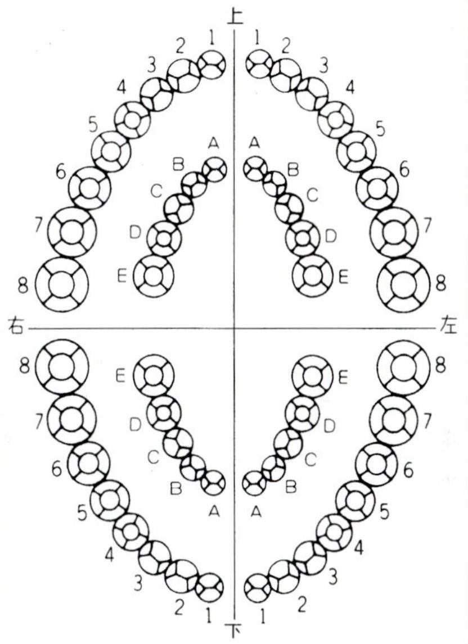

〔主　訴〕その他摘要

傷病名	労務不能に関する意見		入院期間
	意見書に記入した労務不能期間	意見書交付	
	自　月　日 至　月　日　日間	年　月　日	自　月　日 至　月　日　日間

業務災害又は通勤災害の疑いがある場合は、その旨	
備　考	

図4-2　歯科診療録（様式第一号（二）の２）

患者番号		患者名		負担割合		
					割	

月　日	部　　　　位		療　法　・　処　置	点　数	負担金徴収額

様式第一号（二）の２　（第二十二条関係）

図5　処方箋（様式第二号）

処　方　箋

（この処方箋は、どの保険薬局でも有効です。）

様式第二号
（第二十三条関係）

| 公費負担者番号 | | | | | | 保険者番号 | | | | | | |

| 公費負担医療
の受給者番号 | | | | | 被保険者証・被保険
者手帳の記号・番号 | ． |

患者	氏　名		保険医療機関の 所在地及び名称	
	生年月日	明大昭平　　年　月　日　　男・女	電話番号 保険医氏名	印
	区　分	被保険者　　被扶養者	都道府県番号　　点数表番号　医療機関コード	

| 交付年月日 | 平成　　年　　月　　日 | 処方箋の
使用期間 | 平成　　年　　月　　日 | 特に記載のある場合を除き、交付の日を含めて4日以内に保険薬局に提出すること。 |

処方

変更不可｜個々の処方薬について、後発医薬品（ジェネリック医薬品）への変更に差し支えがあると判断した場合には、「変更不可」欄に「レ」又は「×」を記載し、「保険医署名」欄に署名又は記名・押印すること。

保険医署名｜「変更不可」欄に「レ」又は「×」を記載した場合は、署名又は記名・押印すること。

備考

保険薬局が調剤時に残薬を確認した場合の対応（特に指示がある場合は「レ」又は「×」を記載すること。）
□保険医療機関へ疑義照会した上で調剤　　　　□保険医療機関へ情報提供

| 調剤済年月日 | 平成　　年　　月　　日 | 公費負担者番号 | |
| 保険薬局の所在地及び名称
保険薬剤師氏名 | 印 | 公費負担医療の
受給者番号 | |

備考　1．「処方」欄には、薬名、分量、用法及び用量を記載すること。
　　　2．この用紙は、日本工業規格 A 列5番を標準とすること。
　　　3．療養の給付及び公費負担医療に関する費用の請求に関する省令（昭和51年厚生省令第36号）第1条の公費負担医療については、「保険医療機関」とあるのは「公費負担医療の担当医療機関」と、「保険医氏名」とあるのは「公費負担医療の担当医氏名」と読み替えるものとすること。

処方箋交付の際の注意事項

・処方時に後発医薬品の銘柄を記載したうえで変更不可とする場合には、処方箋にその理由を記載する。

・処方箋を交付した場合、薬剤情報提供料は算定できない。

・同一患者に同日、同時に2枚交付しても1枚とみなす。ただし、午前と午後で症状が変化して交付した場合は、2回算定できる。その場合レセプトでは、「摘要」欄に「日付　2回来院」と記載する。

・処方箋と院内投薬について

同一患者に対し同一日に一部の薬剤を院内投薬し、他の薬剤を院外処方箋により投与することは、原則として認められない。ただし、つぎの❶〜❸のような緊急やむをえない場合の例外がある。その場合、レセプトでは「摘要」欄に「日付と理由」を記載する。

❶抜歯等の侵襲的な処置の直後に頓服薬を院内投薬し、他の薬剤は処方箋により投薬すること。この場合、他の薬剤にかかわる処方箋料と、頓服薬に関しての調剤料・薬剤料は算定できるが、処方料は算定できない。

❷常時院外処方箋を発行している患者に対し、症状などから緊急投薬の必要性を認め、臨時に院内投薬した場合。

❸常時院内投薬をしている患者に対し、常備していない薬剤を緊急かつ臨時に処方箋により投薬した場合。

3 保険診療の禁止事項

- 歯科医師みずからが診察を行わずに治療、投薬（処方箋の交付）、診断書の作成等を行ってはならない。
- 厚生労働大臣が定める以外の特殊な療法や新しい療法等を行ってはならない。
- 厚生労働大臣の定める医薬品以外の薬物や歯科材料以外の材料を使用してはならない（ただし、治験の対象とされる場合を除く）。
- 健康診断は療養の給付の対象として行ってはならない。
- 検査、投薬、注射、手術・処置、歯冠修復、欠損補綴、リハビリテーション、入院の指示は必要があると認められる場合に最小限に行う（過剰に行ってはならない）。
- 処方箋の交付に関し、患者を特定の保険薬局で調剤を受けるような指示を行ってはならない。
- 患者を特定の保険薬局で調剤するよう指示することの対償として、保険薬局から金品その他の財産上の利益を受けてはならない。

……などが記載されている。

　なお、上記に違反すると地方厚生（支）局からの指導（参考：図6）が入り、悪質なケースや指導後もなお守らない場合などでは、保険医療機関の指定や保険医登録を取り消されることがある。

図6　保険医療機関等の指導・監査の流れ

★1〜8は94〜99頁「付録1」内掲載事項に対応

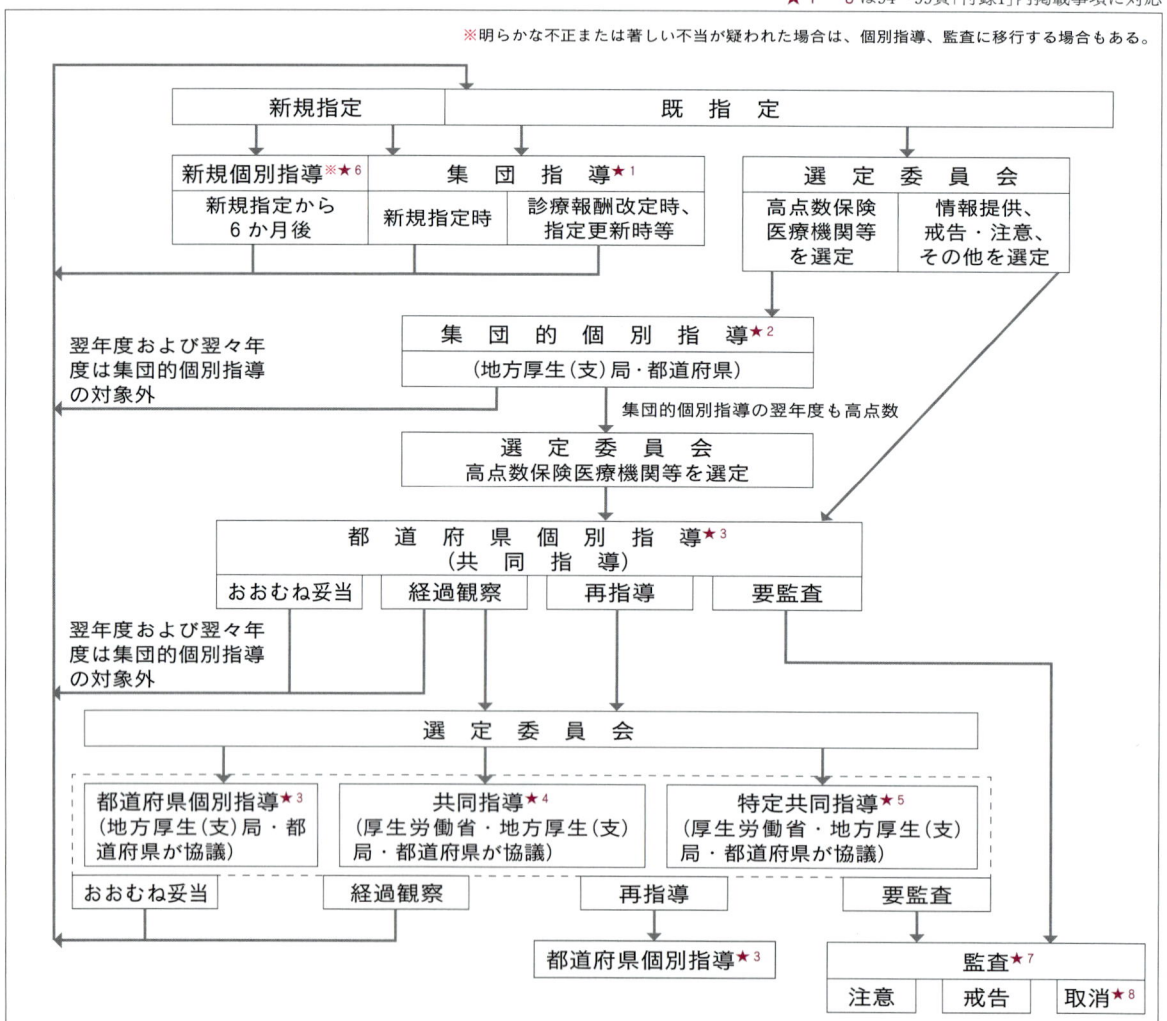

（厚生労働省「保険診療における指導・監査」ホームページ http://www.mhlw.go.jp/seisakunitsuite/bunya/kenkou_iryou/iryouhoken/dl/shidou_kansa_08.pdf より改変）

知っておきたい 新規個別指導 Q&A

（公益社団法人東京都歯科医師会「歯科診療所移転・承継（開設者の変更）の手引き」より改変）

Q1　誰が指導を受けるのか？

A1　原則として新規指定を受けた保険医療機関の開設者、管理者、すべての勤務保険医が対象となる。そのうち管理者の出席は必須である。

Q2　いつ受けるのか？

A2　新規指定からおおむね 6 か月後以降で、1 年を超えることもある。1 か月前に指導日の通知が送付される。指導日の 1 週間前に、当日持参する10件のカルテのリストが郵送される。

Q3　どこで受けるのか？

A3　保険医療機関の所在地を管轄する地方厚生（支）局が指定する場所となる。

Q4　どんな内容か？

A4　地方厚生（支）局から指定されたカルテ10件、および X 線フィルム、歯科技工指示書、技工物納品伝票などを持参する。実際に提出されたレセプトの写しとカルテの内容を照らし合わせながら、歯科医学的に正しい診療が行われているか、保険のルールに則っているか、点数表に定められた請求が行われているか、カルテに請求の根拠が記載されているかなどについて指導が行われる。

Q5　どうすればよいのか？

A5　普段から正しくカルテを記載して、療養担当規則（101頁参照）に則った診療・請求をしていることが重要である。日頃より正しくカルテを書いていれば、まず問題となることはない。また、所在地の歯科医師会に事前に問い合わせをするとよい。なお、歯科医師会会員の場合、指導の当日は原則地区の歯科医師会担当者が指導の場に立ち会うことになっている。

Q6　指導の後はどうなるのか？

A6　指導結果は 2 か月後くらいに郵送され、「おおむね妥当」「経過観察」「再指導」の 3 段階のいずれかで評価されている。なお、算定要件を満たしていない請求があった場合は、診療報酬の返還を求められることもある。

第3章 カルテ記載の基本的な注意事項

　診療を行った場合、歯科医師は遅滞なく診療に関する事項をカルテに記載することになっている。カルテ記載を行うにあたって、以下の点に注意する必要がある。

- カルテには必ず歯科医師本人が記載すること。しかし、やむをえず口述筆記させる場合やOA機器を使用して作成するときには、担当医が確認を行い、署名もしくは記名押印しなければならない。
- 複数の医師による診療が行われた場合には、診療行為ごとにその担当医がカルテに署名もしくは押印すること。
- カルテは5年間の保存が義務づけられている。これは患者の最終診療日から起算しての5年である。また、カルテ以外のレントゲン写真や技工指示書等の書類、あるいは帳簿は診療が終了した日から3年間保存が義務づけられている。
- カルテは保険診療分と自費診療分を明確に区別する必要がある。

1　主なカルテの記載事項

1）基本事項

❶ 傷病名は正式名称で記載する。ただしカルテ記載が認められている略称(89頁参照)がある場合は使用してもよい。

傷病名記載について

a．傷病名を同じくする場合

　傷病名を同じくする歯および部位を単位として記載する。レセプトの傷病名記載に際しても同一傷病名のものは同一歯式内に記載する。

> 例：カルテ…　　7 6| C_3急化 Pul、　5|6　C_3潰 Pul、　1|1　C_3慢化 Per
>
> 　　　レセプト…　7 6 5|6　Pul、　1|1　Per

b．傷病名が確定しなかった場合

　診断の結果、傷病名が確定しなかった場合は、「～症の疑い」「～部原因不明の疼痛」等を記載する。レセプトの「摘要」欄に症状その他実態を記載するのも一方法である。

c．傷病名が変更になった場合

　当初の病名と変更後の病名を→でつなぐ。

> 例：カルテ…　　|6　C_3急化 Pul　→　急化 Per
>
> 　　　　　　　　7|　C_3急化 Per　→　急性顎炎
>
> 　　　レセプト…　|6　Pul　→　Per、　7|　Per　→　急性顎炎

d．傷病名が重複する場合

　傷病名が同一部位または、同一歯に重複する場合、傷病名を併記する。

> 例：カルテ…　　7 6 5|1　C_2、P_1
>
> 　　　　　　　　|4　C_3急化 Pul、歯の破折

　　　　　　　　7｜　P 急発＋GA　もしくは　P 急発・GA

　　　　　　　　7〜2｜　MT（増歯）

e．中止後再来院し、新たに初診料を算定した場合

来院時の実態に基づき決定する。

　　例：Pul、Per 等で根充後 1 か月以上来院せず、再初診の場合

　　　　カルテ…　5｜ C_3処置歯　　レセプト…　5｜ C または C_3処置歯

f．同一受診期間内で処置内容が一連のものとみなされるときの傷病名

診療月が変わっても同一受診期間内で一連の行為の場合は、当初病名を記載する。

　　例 1：Pul、Per 等で歯内療法を前月終了し、今月歯冠修復を行った場合

　　　　　カルテ…　4｜ C_3潰 Pul　　レセプト…　4｜ Pul

　　例 2：前月欠損にて欠損補綴を行い、今月義歯調整を行った場合の病名も欠損でよい。

　　　　　カルテ・レセプト…　7＋7　MT

g．歯式の省略について

歯単位にて処置するときは 1 歯ごとに記載する。

　　イ．P または G においては欠損部を除き記載するが、中間にある歯は省略し　〜　でつないで記
　　　　載して差し支えない。

　　　例：カルテ…　7〜2|1〜7　P_2　　レセプト…　7〜2|1〜7　P

　　ロ．有床義歯の欠損補綴は、欠損部において中間を省略し　〜　でつないで記載して差し支えない。

　　　例：カルテ・レセプト…　7〜2|3〜7　MT

h．ブリッジの場合は支台歯を〇で囲み、同一歯式内で MT 病名とする

　　　例：カルテ・レセプト…　⑥5④｜　MT

i．歯科矯正の場合

歯科矯正の病名は主要な咬合異常の状態を記載し、併せて唇顎口蓋裂の裂型等を、顎変形症に
あっては、頭蓋に対する上下顎骨の相対的位置関係の分類等を記載する。

❷ 傷病の開始年月日、終了年月日および転帰欄を記載する。開始年月日は傷病に着手した日（診断を
　下した日であって、具体的に歯の治療を始めた日ではない）。

　　例：C 病名の診断が平成30年 4 月10日で治療を始めたのが 4 月17日であった場合、開始日は平成
　　　　30年 4 月10日になる。

❸ 初診時の主訴、現病歴および既往歴等を記載する。また障がい者等で歯科診療特別対応加算を算
　定する場合は患者の状態等を記載する。

❹ 口腔内所見欄を記載する。

❺ 点数欄および負担金徴収額欄を記載する。

2) 医学管理等

❻ 歯科疾患管理において、説明した内容の要点を記載する。

❼ 歯科衛生実地指導において、歯科衛生士への指示内容等の要点を記載する。

❽ 新製有床義歯管理において、提供文書以外の療養上必要な管理事項等があれば、その要点を記載
　する。

❾ 薬剤情報提供において、薬剤情報を提供した旨の記載をする。

❿ 薬剤情報提供において、副作用、相互作用の記載をする。

3) 検査

⓫ 歯科一般検査［EMR、S 培、歯周病検査（基本、精密）］の結果を記載する。

⓬ 補綴関連検査（ChB、GoA、その他）の結果を記載する。

4）画像診断

⑬ 撮影したX線の種別を記載する。

⑭ X線画像の読影所見を記載する。

5）投薬・注射

⑮ 投薬において、薬剤名、規格単位、用法、１日投与量、投与日数、症状経過を記載する。

⑯ 注射において、使用薬剤名、使用量を記載する。

6）リハビリテーション

⑰ リハビリテーションにおいて、とくに定める場合を除き、機能訓練の内容の要点、実施時刻（開始時刻と終了時刻）を記載する。

⑱ 有床義歯の調整または指導を行った場合は、調整方法、調整部位、指導内容の要点を記載する。

7）処置

⑲ 処置において、処置内容、使用薬剤、症状経過等を記載する。

⑳ う蝕処置において、算定部位ごとに処置内容等を記載する。

㉑ 歯周疾患処置において、使用薬剤名を記載する。

㉒ 除去において、除去物を記載する。

㉓ 歯周基本治療処置において、使用した薬剤名を記載する。

8）手術

㉔ 手術において、術式、所見、使用薬剤、症状経過等を記載する。

㉕ 同一手術野または同一病巣に対して複数の手術を行った場合、主たる手術以外の従たる手術の名称、手術の内容、部位等の記載をする。

9）麻酔

㉖ 麻酔において、部位、使用薬剤、使用量等の記載をする。

10）歯冠修復

㉗ 歯冠修復において、種類、修復形態、歯面、部位、使用材料等の記載をする。

11）欠損補綴

㉘ 補綴時診断において、製作を予定する部位、欠損部の状態、欠損補綴物の名称および設計等についての要点を記載する。

㉙ 欠損補綴において、設計内容、種類、印象方法、使用材料等を記載する。

12）在宅医療

㉚ 歯科訪問診療において、実施時刻（開始時刻と終了時刻）、訪問先名、歯科訪問診療の際の患者の状態（患者の急変時はその対応の要点）等を記載する。

㉛ 歯科訪問診療において、訪問診療の計画の要点を記載する。

㉜ 訪問歯科衛生指導を行った場合は、歯科衛生士に指示した内容、指導実施時刻（開始時刻と終了時刻）、訪問先名、訪問した日の患者の状態等を記載する。

㉝ 歯科訪問診療補助加算を算定した場合、補助を行った歯科衛生士の氏名を記載する。

13）その他

❸❹ 保険診療から自費診療へ移行した場合はその旨を記載する。

2　カルテ記載にあたっての注意事項

1）記載上の注意点

❶ 診療録が療養担当規則第22条に定められたもの（25、26頁参照）とすること。

❷ 鉛筆書きをしないこと。

❸ 修正液・修正テープ・塗りつぶしによる訂正をしないこと。

❹ 定められた略称（89頁参照）以外のものを使用しないこと。

❺ 第三者からみて判読困難なものにしないこと。

❻ 追筆をしないこと。

❼ 初診ごとに更新しないこと。

❽ 傷病名の簡略化をしないこと。

❾ 診療の順に記載すること。

❿ 行間の空いているものがないようにすること。

⓫ 一行二段書きがないようにすること。

⓬ 複数の保険医による診療の場合、担当医の署名または押印をすること。

⓭ OA機器でのカルテ作成においては、責任の所在を明確にするため、担当保険医の署名または記名押印をすること。

⓮ 傷病の部位がレセプトと一致していること。

2）医療情報システム（電子カルテ等）の場合の注意点

（厚生労働省保険局医療課医療指導監査室「保険診療の理解のために【歯科】（平成30年度）」より改変）

❶ 端末使用開始前に、ログアウトの状態であることを確認すること。また、席を離れる際には必ずログアウトすること。

❷ パスワードは定期的に見直し、不正アクセスの防止に努めること。また、パスワード等を記したメモを端末に掲示等しないこと。

❸ 歯科医師が他の者（たとえば担当看護師等）にパスワードを伝達し、食事、臨時処方等のオーダーの入力代行等をさせることのないようにすること（場合によっては、当該看護師の無資格診療を問われる可能性がある）。

❹ 電子カルテにおいても紙カルテと同様に、修正等の履歴が確認できるシステムが構築されていること。

電子カルテに求められる3要件

❶見読性の確保

　必要に応じ電磁的記録に記録された事項を出力することにより、ただちに明瞭かつ整然とした形式で使用にかかわる電子計算機その他の機器に表示し、および書面を作成できるようにすること。

❷真正性の確保

　電磁的記録に記録された事項について、保存すべき期間中における当該事項の改変または消去の事実の有無、およびその内容を確認することができる措置を講じ、かつ、当該電磁的記録の作成にかかわる責任の所在を明らかにしていること。

❸保存性の確保

　電磁的記録に記録された事項について、保存すべき期間中において復元可能な状態で保存することができる措置を講じていること。

　レセプトコンピュータ（以下レセコン）のなかには「カルテ」作成支援機能を有しているものもあるが、この「電子カルテ」の3要件を満たしていないレセコンを用いて作成された電子的記録は「電子カルテ」とは認められないので注意する。そのため、患者の診療を行った場合には、遅滞なく紙媒体に打ち出し、担当保険医が署名または記名押印することによりカルテとして整備する必要がある。

第 **4** 章　初診時の診療の流れとカルテ記載

　初診の患者が来院した場合、以下の項目について問診や検査を行ったうえで診断し、治療方針を立案して患者に提示するとともに、一連の流れをカルテに記載する必要がある。

1　主訴の把握

　まず最初に患者さんの主訴ならびに症状を詳しく聞くこと(例：こんにちは。初めまして○○さんを担当させていただく△△と申します。今日はいかがされましたか？　どこかお痛みですか？)。その際、事前に問診票(図7)に目をとおして内容を把握しておくとよい。

図7　問診票の一例

問 診 票

No.＿＿＿＿＿＿　＿＿年＿＿月＿＿日　　　　　　　　　氏名＿＿＿＿＿＿＿＿＿＿　電話＿＿＿＿＿＿＿＿＿＿

この問診票は、診療上の大切な参考資料となります。あなたのプライバシーは個人情報保護法に基づき厳守いたしますので、できるだけ正確に記入してください。

1．どうなさいましたか
　□むし歯の治療をしたい　□歯並びを治したい　　　　□入れ歯を入れたい
　□検査を受けたい　　　　□歯のクリーニングを受けたい　□その他（　　　　　　　　　　　　　　）

2．当院におみえになったことは
　□はじめて　□以前来ていた（＿＿か月前　＿＿年前）
　□紹介されてきた（紹介者　　　　　　　　　　　　　）

3．どこが痛みますか
右上	上前	左上
右下	下前	左下
　□歯　□舌
　□歯肉　□唇
　□頬　□顎

4．痛みはどのくらい前から続いていますか
　□今日初めて　□＿＿日前から　□＿＿週間前から　□＿＿か月前から　□ときどき

5．昨夜はいかがでしたか
　□痛くない　□痛いが眠れた　□眠れなかった
　□痛くて薬を飲んだ（薬品名　　　　　　　　　　　　　）

6．今はいかがですか
　□痛くない　□少し痛い　□ひどく痛い

7．どんな痛み方ですか
　□ズキズキ痛い　□ズーッと痛い　□歯を合わせると痛い　□痛んだり止んだりする

8．冷たいものはどうですか
　□しみる　□しみない

9．熱いものはどうですか
　□しみる　□しみない

10．今までに歯を抜いてもらったことはありますか
　□ない　□ある（＿＿か月前　＿＿年前）

11．麻酔の注射をしたり歯を抜いたりしたときに異常はありませんでしたか
　□麻酔や歯を抜いたことはない　□異常はなかった　□気分が悪くなった
　□熱が出た　□何日か痛んだ　□貧血やめまいを起こした　□アレルギーが出た
　□抜歯後腫れた　□血が止まらなかった　□その他（　　　　　　　　　　　）

12．現在常用している薬はありますか
　□ない　□ある（薬品名　　　　　　　　　　）

13．薬を飲んで副作用はありませんか
　□ない　□ある　□胃が痛くなる　□発疹ができる　□かゆくなる
　□その他（　　　　　　　　　　　　　　　　　）
　副作用のあった薬品名・種類（　　　　　　　　　　）

14．アレルギーや特異体質はありませんか
　□ない　□ある　□かぶれやすい　□ぜんそくがある　□じん麻疹が出る
　□鼻がつまる　□その他（　　　　　　　　　　　）

15．抗生物質、副腎皮質ホルモン剤の使用経験はありますか
　□ない　□ある　□わからない

16．現在受療中、または過去1年以内に医者にかかったことはありますか
　□ない　□ある（　　　医院　　　　　　　　　　　　　　
　　　　　　　　　　　病院　　　　　　　　科）

17．内科的な病気はありませんか
　□心臓　□腎臓　□高血圧　□肝臓　□糖尿病　□脳血管
　□その他（　　　　　　　）　□ない

18．現在の健康状態はいかがですか
　□良好　□普通　□悪い　（以下、女性のみ）□生理中　□妊娠中（＿＿か月）

19．治療内容・費用についての希望はいかがですか
　□保険のきく範囲で治したい　□なるべく保険で一部自費でもかまわない
　□もっともよい材料と方法で治したい　□痛むところだけの治療を希望する
　□悪いところはすべて治したい

　問診票は、患者の主訴、口腔内および全身の状態、服薬歴等を事前に知るうえで重要である。この問診票の情報をもとに、さらに詳しく問診および検査を行って治療計画等を立案する。なお、第5章の症例においても参考として本問診票による患者記載例を掲載している。

問診などの情報から得られた患者の主訴の内容を、簡潔にカルテに記載する（図８）。

図８　主訴のカルテ記載例

〔主　訴〕その他摘要
・歯肉から血が出て、口が臭いといわれる
・むし歯がしくしく痛む
・入れ歯を入れてほしい

2 口腔内所見・現症の診断

つぎに主訴・症状を踏まえて、口腔内所見・現症を診る。歯の所見のみではなく、口腔粘膜、舌、唾液の性状、顎関節など、口腔全体の状態を診る。その際は、視診のみならず、触診、打診その他により診察を行う。そして、主訴の原因を探り、また口腔全体のおおよその診断を行う（図９）。

図９　口腔内所見のカルテ記載例

月 日	部 位	療 法 ・ 処 置	点 数	負担金徴収額
		6|、|7　残根状態　|5 歯冠崩壊		
		21|　カリエス　C_2　6|4　二次カリエス		
		全体に歯石沈着あり		
		歯間にプラーク付着あり		

3 現病歴・既往歴の把握

主訴である疾患の現病歴について問診して記載する。また、全身的な現病歴、既往歴、アレルギーなどについても必ず問診する。とくに高齢者は有病者が多く、さまざまな薬を服薬している場合があるので、詳細に問診する。お薬手帳など、服薬が記載されている文書（図10）も、必要ならば患者の承諾を得てコピーして保存しておく。

図10　お薬手帳の例

平成○年○月○日　○○○○　様のおくすり
医療機関名：△△△クリニック
保険医氏名：□□□□　先生

[1] フルイトラン錠　2 mg　1 錠
[2] アルダクトンA錠 25mg　1 錠
1日1回　朝食後にお飲みください。×70日分
効能）降圧利尿剤 [1] [2]

【飲み合わせの注意】
アルコール類 [1]
アルコールの血管拡張作用により降圧作用が強くなり起立性低血圧を増強することがあるので、できるだけ飲酒は避けましょう。

【相互作用等】
次の薬剤は一緒に服用すると、まれに相互作用がでることがあります。服用中に体調の変化があったらすぐに受診してください。[1] [2]

××××薬局
東京都文京区湯島○-○-○
tel：00-0000-0000

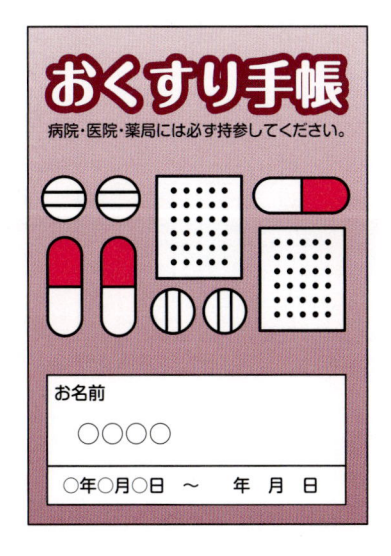

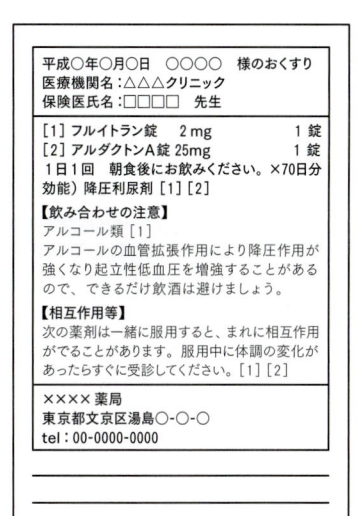

4 検査・画像診断

以上の口腔内所見および問診から必要な検査、画像診断を行う。実施した検査、画像診断の種類、結果および所見についても必ず記載する（図11）。

図11　検査・画像診断のカルテ記載例

月 日	部 位	療 法 ・ 処 置	点 数	負担金徴収額
	$\frac{7\ 5 \dashv 5\ 7}{7\ \ \ \ \dashv\ \ \ \ 7}$	「パ電」(パノラマ X-Ray)	402	
		$\overline{6|7}$　残根状態で保存難しい		
		$|456$　根尖病巣あり		
		$8|$　埋伏歯		200

歯周基本検査　30年10月2日（1回目）　　　（歯数26本）

出血			✓													
動揺度		0	✗	0	0	0	0	0	0	0	0	0	✗	0		
ポケットの深さ		3	✗	3	2	2	2	2	2	2	2	3	✗	3		
部位	8	7	6	5	4	3	2	1	1	2	3	4	5	6	7	8
ポケットの深さ		3		2	2	2	3	3	2	2	3	3	5			
動揺度		0		0	0	0	0	0	0	0	0	0	2			
出血					✓	✓			✓	✓						

5 確定診断・傷病名の決定

以上から確定診断を行い、傷病名を決定する（図12）。

図12　傷病名のカルテ記載例

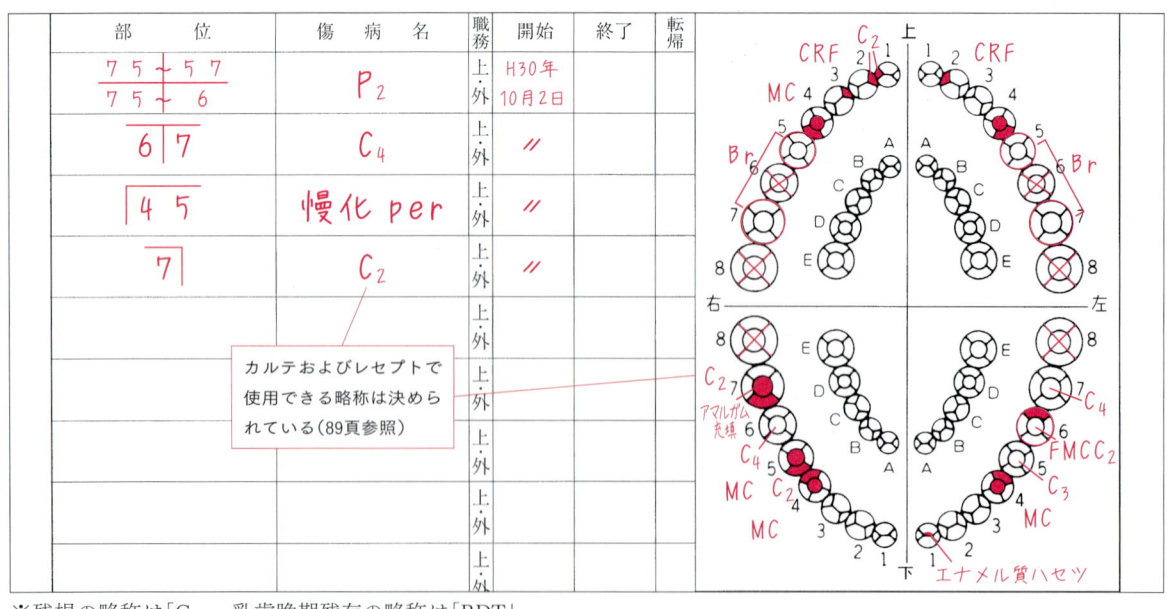

部 位	傷 病 名	職務	開始	終了	転帰
$\frac{7\ 5\dashv 5\ 7}{7\ 5\dashv\ \ 6}$	P₂	上・外	H30年 10月2日		
$6|7$	C₄	上・外	〃		
$|4\ 5$	慢化 per	上・外	〃		
$7|$	C₂	上・外	〃		

カルテおよびレセプトで使用できる略称は決められている（89頁参照）

※残根の略称は「C₄」、乳歯晩期残存の略称は「RDT」。

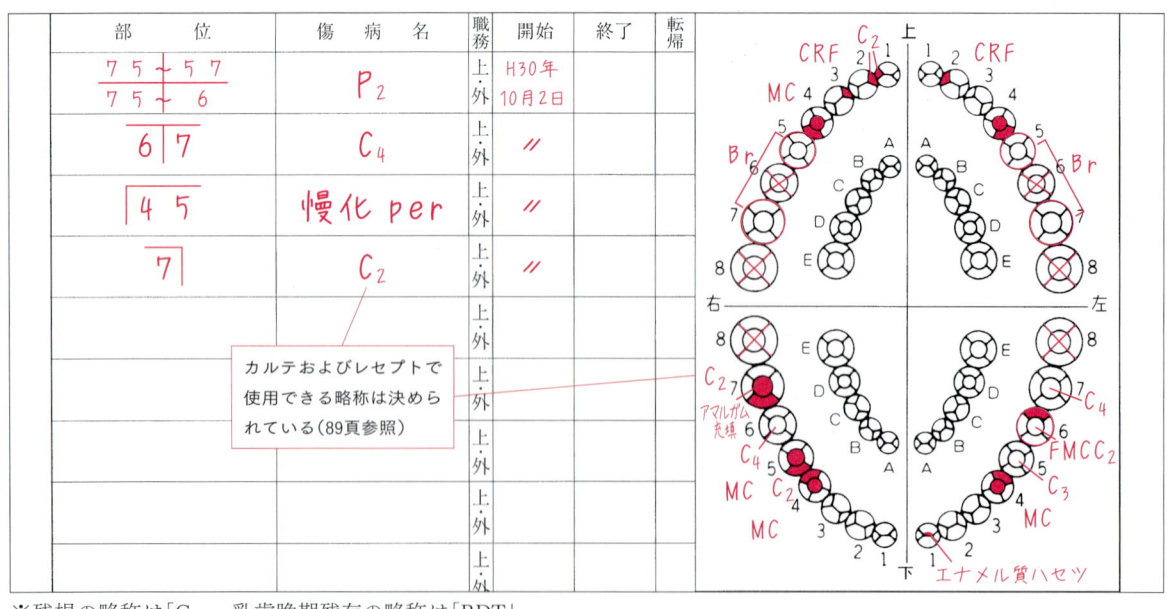（図中ラベル：CRF、C₂、MC、Br、C₂、C₄、アマルガム充填、C₄、MC、C₂、MC、CRF、Br、C₄、FMCC₂、C₃、MC、エナメル質ハセツ）

36

6　治療方針の立案・説明

確定診断を踏まえて、また患者の意向も考慮して治療方針を立てる。その治療方針を患者に説明し理解を得て、その内容をカルテに記載しておく（**図13**）。

図13　治療方針のカルテ記載および患者への情報提供文書記載例

月　日	部　位	療　法　・　処　置	点　数	負担金徴収額
		歯科疾患管理料　文書提供加算（別紙）	100＋10	
		検査結果等より治療計画（別紙記載）を立案して患者に口腔内の状態と今後の治療方針を説明し継続的な管理指導を行う旨の同意を得る		
		治療方針		
		① 4 5 感染根管処置		
		② 6 7 抜歯		
		③ 2 1 C 処置　 4 C 処置		

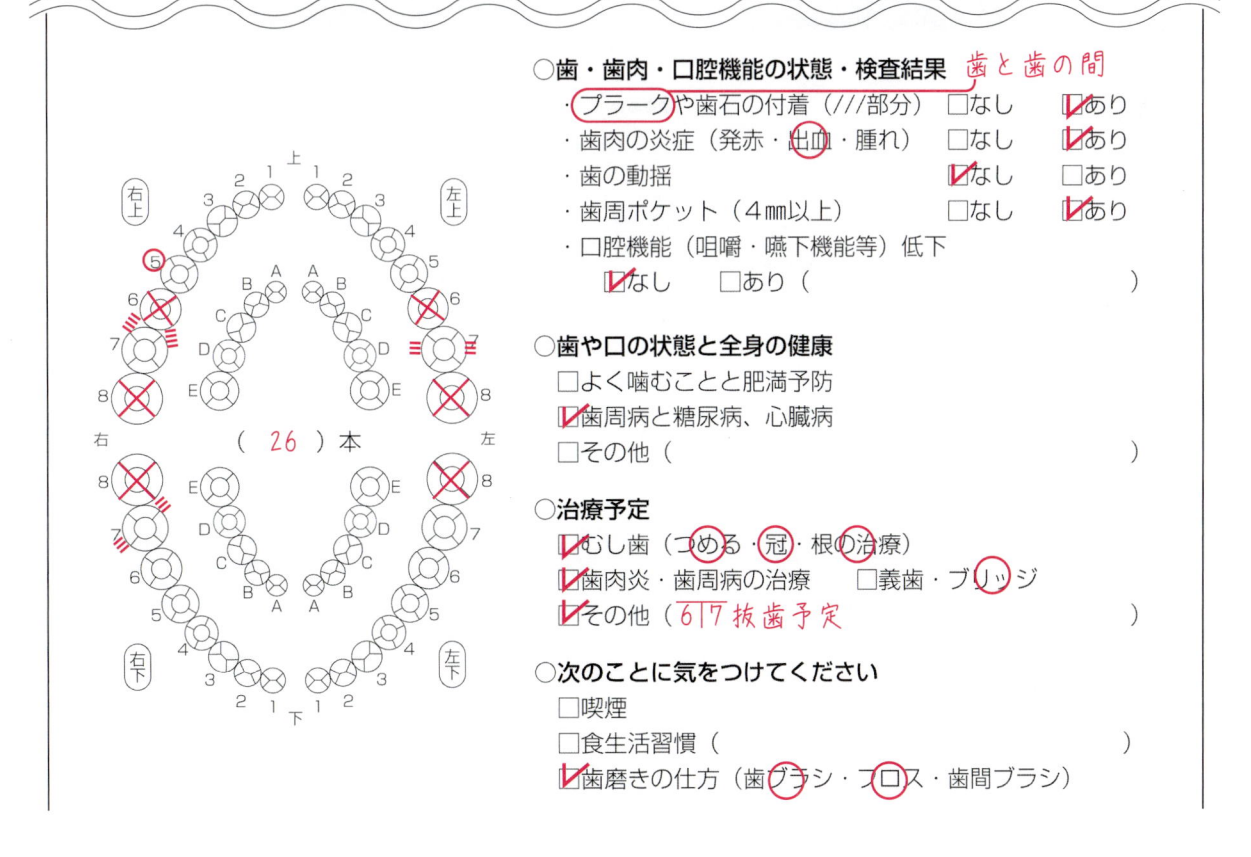

歯科疾患管理　　　　　　　　　　　　　　　　　　　　（文書様式 1 初回用）H30

歯と口の治療管理

（患者さんへ）あなたの生活習慣などを把握してこれからの治療を効果的に進めます。継続的な管理と指導を受けられる方は、太枠内の必要事項をご記入ください。検査結果と治療の予定をご説明いたします。ご質問がありましたら、いつでもお申し出ください。

○**歯・歯肉・口腔機能の状態・検査結果**　歯と歯の間
・プラークや歯石の付着（///部分）　□なし　☑あり
・歯肉の炎症（発赤・出血・腫れ）　□なし　☑あり
・歯の動揺　☑なし　□あり
・歯周ポケット（4mm以上）　□なし　☑あり
・口腔機能（咀嚼・嚥下機能等）低下
　☑なし　　□あり（　　　　　　）

○**歯や口の状態と全身の健康**
□よく噛むことと肥満予防
☑歯周病と糖尿病、心臓病
□その他（　　　　　　　　　　）

○**治療予定**
☑むし歯（つめる・冠・根の治療）
☑歯肉炎・歯周病の治療　　□義歯・ブリッジ
☑その他（ 6 7 抜歯予定　　　　）

○**次のことに気をつけてください**
□喫煙
□食生活習慣（　　　　　　　　　）
☑歯磨きの仕方（歯ブラシ・フロス・歯間ブラシ）

（ 26 ）本

第 5 章

症例でわかる
カルテ・関連文書等の記載と要点

本章では、実際によく経験される具体的な症例をもとに、診療の流れとそのカルテ記載を紹介する。カルテ記載例(診療の流れ)は各左頁に提示し、知っておきたいカルテ記載にあたってのポイントや注意事項などについては、☞■の指示のもと、別枠に抽出して解説している。

各症例は、研修期間中や勤務したての若手の歯科医師が担当するようなベーシックなケースを中心に取り上げており、即現場業務に参考になるよう工夫した。

カルテ記載例および記載事項に関する解説の見方

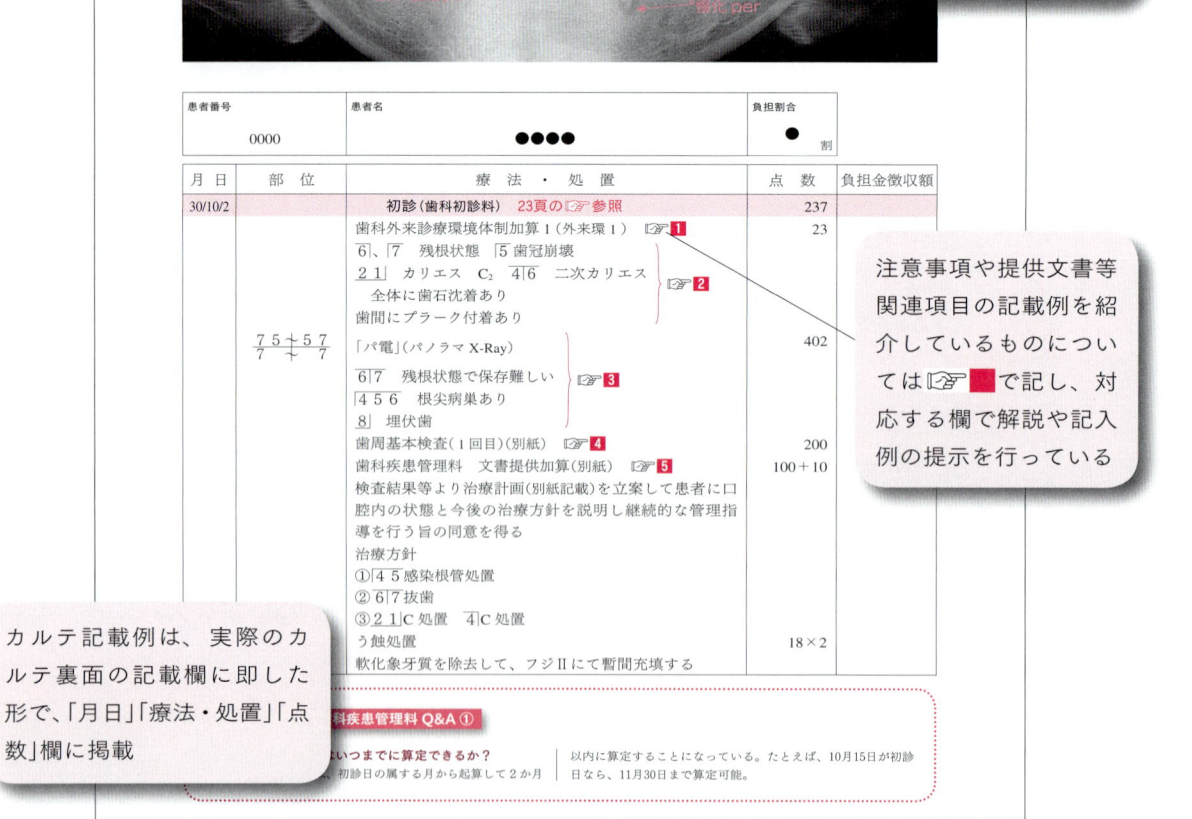

導入として、患者の口腔内状況がわかるX線写真や口腔内写真を掲載

画像内には口腔内所見がわかるように、右頁上のカルテと連動した形で具体的な傷病名等を提示

注意事項や提供文書等関連項目の記載例を紹介しているものについては☞■で記し、対応する欄で解説や記入例の提示を行っている

カルテ記載例は、実際のカルテ裏面の記載欄に即した形で、「月日」「療法・処置」「点数」欄に掲載

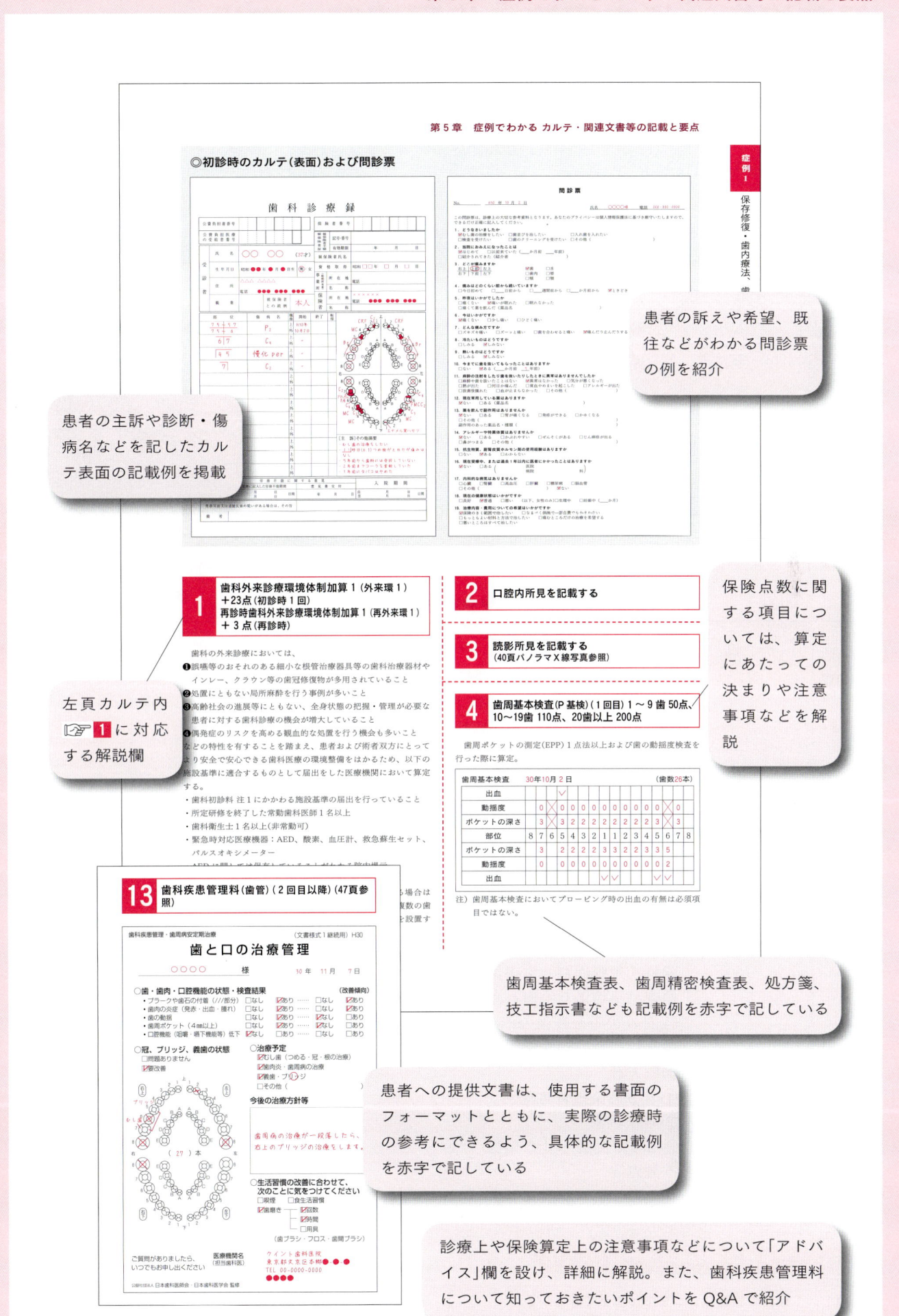

保存修復・歯内療法、歯冠修復、抜歯

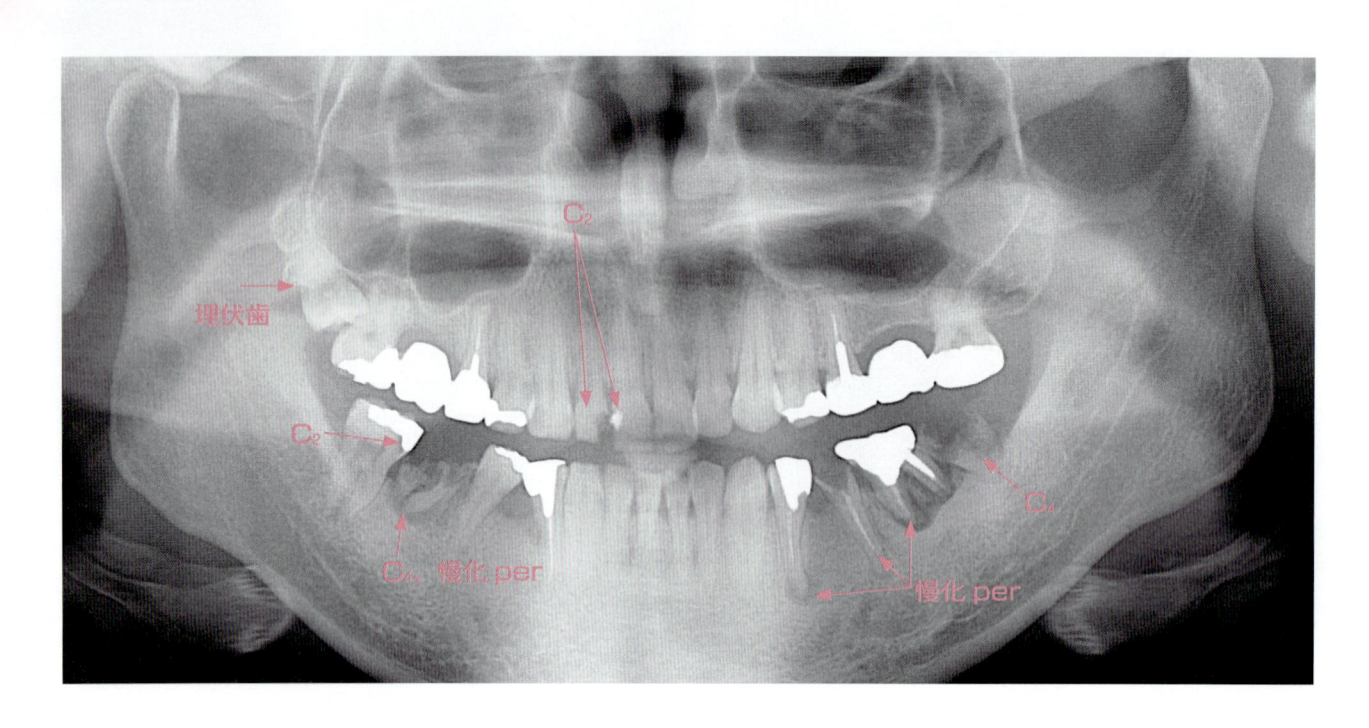

患者番号	患者名		負担割合
0000	●●●●		● 割

月　日	部　位	療　法　・　処　置	点　数	負担金徴収額
30/10/2		初診（歯科初診料）　23頁の☞参照	237	
		歯科外来診療環境体制加算1（外来環1）☞**1**	23	
		6)、7　残根状態　5 歯冠崩壊		
		2 1 カリエス　C₂　4 6　二次カリエス ☞**2**		
		全体に歯石沈着あり		
		歯間にプラーク付着あり		
	7 5 ⎯ 5 7 / 7 ⎯ 7 7	「パ電」（パノラマ X-Ray）	402	
		6 7　残根状態で保存難しい ☞**3**		
		4 5 6　根尖病巣あり		
		8　埋伏歯		
		歯周基本検査（1回目）（別紙）☞**4**	200	
		歯科疾患管理料　文書提供加算（別紙）☞**5**	100＋10	
		検査結果等より治療計画（別紙記載）を立案して患者に口腔内の状態と今後の治療方針を説明し継続的な管理指導を行う旨の同意を得る		
		治療方針		
		①4 5 感染根管処置		
		②6 7抜歯		
		③2 1 C処置　4 C処置		
	2 1	う蝕処置	18×2	
		軟化象牙質を除去して、フジⅡにて暫間充填する		

知っておきたい 歯科疾患管理料 Q&A ①

Q1　1回目の歯管はいつまでに算定できるか？
A1　1回目の歯管は、初診日の属する月から起算して2か月以内に算定することになっている。たとえば、10月15日が初診日なら、11月30日まで算定可能。

◎初診時のカルテ（表面）および問診票

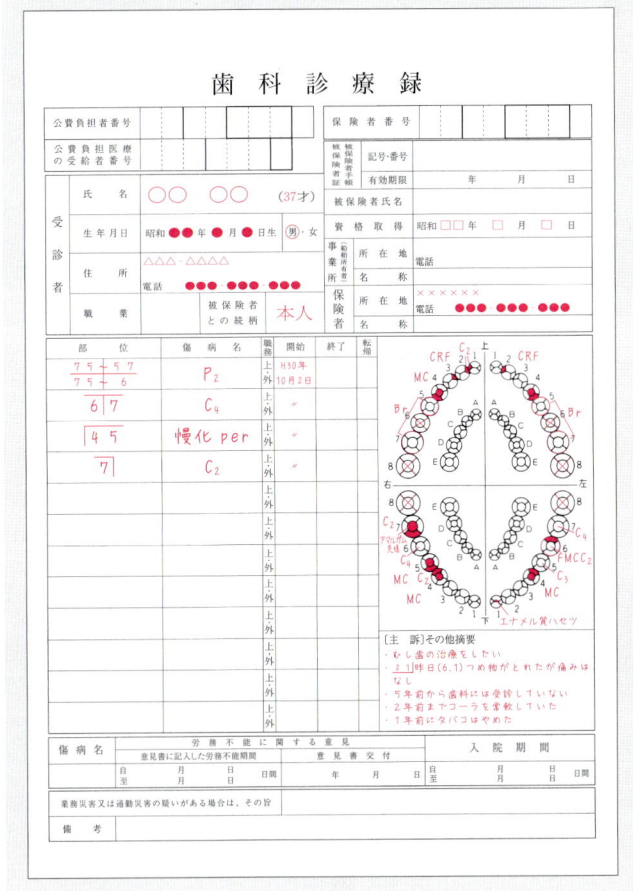

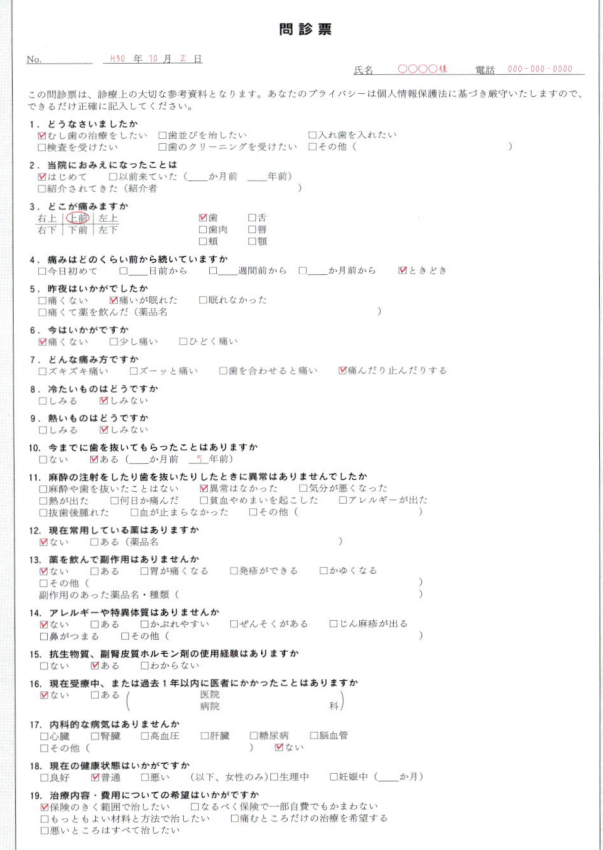

症例
1

保存修復・歯内療法、歯冠修復、抜歯

---

1 歯科外来診療環境体制加算１（外来環１）＋23点（初診時１回）
再診時歯科外来診療環境体制加算１（再外来環１）＋３点（再診時）

歯科の外来診療においては、
❶誤嚥等のおそれのある細小な根管治療器具等の歯科治療器材やインレー、クラウン等の歯冠修復物が多用されていること
❷処置にともない局所麻酔を行う事例が多いこと
❸高齢社会の進展等にともない、全身状態の把握・管理が必要な患者に対する歯科診療の機会が増大していること
❹偶発症のリスクを高める観血的な処置を行う機会も多いこと
などの特性を有することを踏まえ、患者および術者双方にとってより安全で安心できる歯科医療の環境整備をはかるため、以下の施設基準に適合するものとして届出をした医療機関において算定する。
・歯科初診料 注１にかかわる施設基準の届出を行っていること
・所定研修を終了した常勤歯科医師１名以上
・歯科衛生士１名以上（非常勤可）
・緊急時対応医療機器：AED、酸素、血圧計、救急蘇生セット、パルスオキシメーター
・AED に関しては保有していることがわかる院内掲示
・別の保険医療機関との連携体制
・歯科用吸引装置の設置（歯科医師が１人で診療している場合は移動式の歯科用吸引装置１台でかまわない。しかし、複数の歯科医師が診療を行う場合は必要に応じて複数台の装置を設置する）
・医療安全管理対策実施の旨、院内掲示

2 口腔内所見を記載する

3 読影所見を記載する（40頁パノラマＸ線写真参照）

4 歯周基本検査（P基検）（１回目）１〜９歯 50点、10〜19歯 110点、20歯以上 200点

歯周ポケットの測定（EPP）１点法以上および歯の動揺度検査を行った際に算定。

歯周基本検査	30年10月2日															（歯数26本）
出血				✓												
動揺度	0	✕	0	0	0	0	0	0	0	0	0	0	0	✕	0	
ポケットの深さ	3	✕	3	2	2	2	2	2	2	2	2	3	✕	3		
部位	8	7	6	5	4	3	2	1	1	2	3	4	5	6	7	8
ポケットの深さ	3		2	2	2	2	3	3	2	2	2	3	3	5		
動揺度	0		0	0	0	0	0	0	0	0	0	0	0	2		
出血						✓	✓	✓								

注）歯周基本検査においてプロービング時の出血の有無は必須項目ではない。

患者番号	患者名	負担割合
0000	●●●●	● 割

月　日	部　位	療　法　・　処　置	点　数	負担金徴収額
10/9		再診(歯科再診料)＋明細(明細書発行体制等加算)　☞ **6**	48＋1	
		再診時歯科外来診療環境体制加算1(再外来環1)	3	
	$\overline{5}$	感染根管処置(単根)	150	
		カルシペックス　キャビトン仮封		
		歯科衛生実地指導料1(別紙)　☞ **7**	80	
		プラークの付着状況とTBIを指示　☞ **8**		
	$\overline{7\ +\ 7}$	スケーリング	68	
		スケーリング　同日	38×2	
		機械的歯面清掃処置(DH　千葉)　☞ **9**	68	
	$\overline{7\ +\ 7}$	P基処　SP(H_2O_2)　☞ **10**	10	
10/20		再診＋明細	48＋1	
		再外来環1	3	
	$\overline{5}$	根管貼薬	28	
		カルシペックス　キャビトン仮封		
		打診痛(＋)　自発痛はなし		
		EMR15mm	30	
		＃50まで拡大		
	$\overline{6}$	浸麻　OA(キシロカインゼリー2%)＋歯科用キシロカインCt 1.8mL	／	
		抜歯	265	
		処方箋6種以下	68	
		一般名処方加算1	6	
		Rp)セフジトレンピボキシル錠100mg 3T 毎食後3日分　☞ **11**		
		ロキソプロフェンナトリウム水和物錠　60mg　1T　3回		

H30年10月　実日数　3日　計1,961点

月　日	部　位	療　法　・　処　置	点　数	負担金徴収額
11/5		再診＋明細	48＋1	
		再外来環1	3	
	$\overline{4}$	インレー除去	20	
		感根処(単根)	150	
		カルシペックス　キャビトン仮封		
	$\overline{5}$	根貼　カルシペックス　キャビトン仮封	28	
		打診痛(＋)　＃60まで拡大		
	$\overline{6}$	SP(H_2O_2)	／	
		痛みおよび腫れもなし		
	$\overline{7\ 5\ +\ 5\ 7}$	スケーリング	68	
		スケーリング　同日	38×2	
		歯管	100	
		$\overline{4\ 5}$　根管治療の状況および今後の治療方針を説明		
		根管治療後に$\overline{4\ 5}$FMCを装着する		
	$\dfrac{7\ 5\ +\ 5\ 7}{7\ 5\ +\ \ \ 7}$	P基処　SP(H_2O_2)	10	

知っておきたい 歯科疾患管理料 Q&A ②

Q2　急性の歯の疾患の治療をしていたために、初診月から2か月以内に歯管を算定していなかった。3か月以後、1回目の歯管を算定できるか?

A2　1回目の歯管の算定は、初診月から2か月以内とされているため、3か月以上経過した場合は算定できない。1回目の歯管がなければ2回目以降の算定もできないので注意が必要。

ただし、患者の主訴に関する疾患の管理を始めた場合は、そのときに歯管を算定する。そして、その患者が歯周病を併発している場合や初診時に歯周病の急性症状を呈している患者で歯周病検査の実施が困難な場合は、2回目以降に歯周病検査を実施して、その結果をもとに治療計画および管理計画を作成して患者等に説明する。ただし歯周病の急性症状が寛解せず歯周病検査が実施できない場合は症状の要点をカルテに記載する。

5　歯科疾患管理料（歯管）（1回目） 100点（月1回）　文書提供加算＋10点

　1回目の歯科疾患管理料は、継続的な管理が必要な歯科疾患（有床義歯にかかわる治療のみを行う患者を除く）を有する患者または その家族等の同意を得たうえで、患者または家族の記入がある管理計画を作成し、その内容について説明を行った場合に算定する。初診日の属する月から起算して2か月以内に算定できる。その管理計画に基づき、歯科疾患の管理等にかかわる内容を文書により提供した場合は文書提供加算として10点を加算する（下記参照）。管理計画はその要点をカルテに記載する。文書提供を行ったときはカルテに添付すればよい。初診月に主訴のみに対する管理を行っても算定が可能である。47頁「知っておきたい歯科疾患管理料Q&A」のQ4参照のこと。

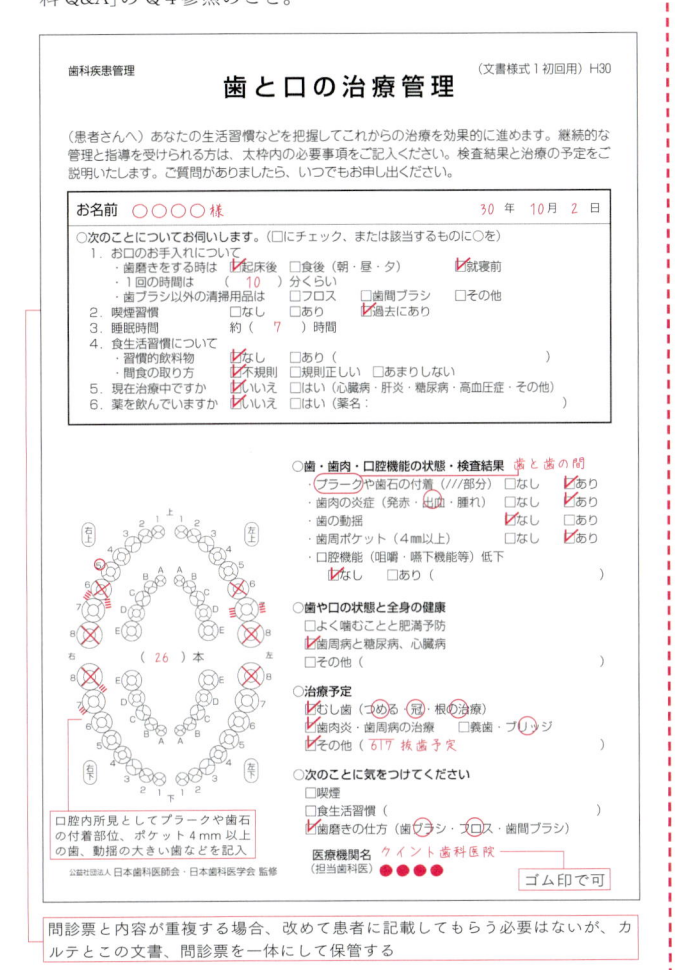

間診票と内容が重複する場合、改めて患者に記載してもらう必要はないが、カルテとこの文書、問診票を一体にして保管する

6　「再診」「明細」とは

　「再診」とは「歯科再診料」の略称。「明細」とは明細書を発行した場合に再診料に1点を加算する「明細書発行体制等加算」の略称（詳細は80頁参照のこと）。

　カルテには略称で記載してよい。ただし、使用できる略称は決められている（89頁参照）。

7　歯科衛生実地指導料1（実地指1） 80点（月1回）

　歯科疾患に罹患している患者で歯科衛生士による実地指導が必要なものに対して、主治の歯科医師の指示を受けた歯科衛生士が、直接15分以上実地指導を行ったうえで、指導内容にかかわる情報を文書（下記参照）により提供した場合に月1回算定（疑い病名では算定できない）する。3か月に1回以上は、当該指導の内容を文書により提供する。

　なお、指導が終了した後、歯科衛生士は歯科医師に報告を行い、プラークの付着状況、指導内容（う蝕または歯周病に罹患している患者は必須、そしてう蝕または歯周病以外の場合は患者の状態に応じて必要な事項）等について患者に交付した文書の写しをカルテに添付する。ただし、訪問歯科衛生指導料を算定している月は算定できない。

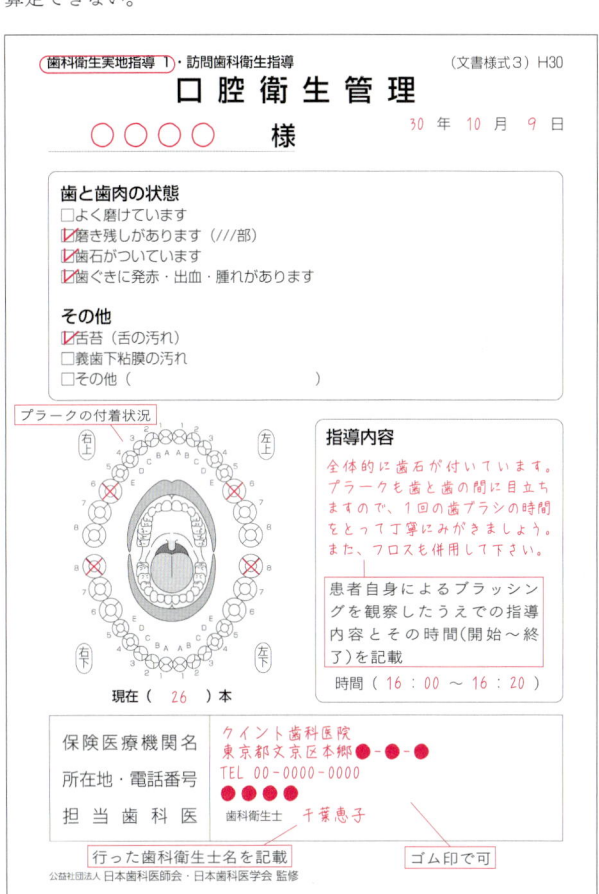

　なお、歯科衛生実地指導料を算定した保険医療機関は、毎年7月1日現在で、名称、開設者、常勤・非常勤ごとの歯科衛生士数を地方厚生（支）局長に報告する。

8　歯科衛生実地指導料算定時は、 指示内容等を記載する

　歯科衛生実地指導料を算定する際、歯科医師は歯科衛生士に患者の療養上必要な指示を十分に行うとともに、歯科衛生士に行った指示内容等の要点をカルテに記載する。

患者番号	患者名	負担割合
0000	●●●●	● 割

月 日	部 位	療 法 ・ 処 置	点 数	負担金徴収額
11/12		**再診＋明細**	48＋1	
		再外来環 1	3	
	5⌐	根管充填（1 根）	72	
		加圧根管充填処置（1 根）	136	
		キャナルス＋ガッタパーチャポイント		
	4⌐	根貼	28	
		根尖汚（＋）　打診痛（＋）		
		カルシペックス　キャビトン仮封		
		EMR16mm	30	
		＃50まで拡大		
	5⌐	X-Ray(D)デジタル「電」　確認	48	
		根充良好		
11/19		**再診＋明細**	48＋1	
		再外来環 1	3	
	4⌐	根管充填（1 根）	72	
		加圧根管充填処置（1 根）	136	
		キャナルス＋ガッタパーチャポイント		
		X-Ray(D)デジタル「電」　確認	48	
		根充良好		
	7 5 ＋ 5 7 / 7 5 ＋ 7	歯周基本検査（2回目）（別紙）　☞**12**	200	
	7 5 ＋ 5 7 / 7 5 ＋ 7	SP(H_2O_2)	／	
		次回から 4 5⌐ FMC、および ⌐2 1 CRF 予定		
11/30		**再診＋明細**	48＋1	
		再外来環 1	3	
	4 5⌐	メタルコア形成　imp	32×2	
		寒天＋アルジネート		
	⌐2 1	OA（キシロカインゼリー2％）浸麻（オーラ注歯科用 Ct 1.8mL　1.8mL）	／	
	⌐2 1	KP	86×2	
		1⌐(DB)　⌐2(MB)	／	
		EE ＋ EB	／	
		光 CR 充填	156×2＋29×2	
		光 CR 研磨	／	
		H30年11月　実日数　4 日　計2,036点		

アドバイス　**加圧根管充填処置（CRF）の算定**

　加圧根管充填処置（単根管136点、2 根管164点、3 根管以上200点）は「根管充填後に歯科 X 線撮影で気密な根管充填が行われていることを確認できた場合に算定する」との通知により、右例のような場合を除き、加圧根管充填同日に X 線写真による確認を行っていない場合は算定できない。なお、クラウン・ブリッジ維持管理料の届出を行っていることが、本処置の算定要件となる。

例）
❶隣在歯等の歯内療法を行っており、その根充後に合わせて X 線写真による確認を行う場合。ただし、レセプト「摘要」欄にその旨を記載する。
❷患者が妊娠中で X 線撮影の同意が得られない場合。カルテとレセプト「摘要」欄にその旨を記載する。

9　機械的歯面清掃処置（歯清）　68点
（歯科疾患。原則2か月に1回算定）

　機械的歯面清掃とは、歯科医師またはその指示を受けた歯科衛生士が、歯科用の切削用回転器具および研磨用ペーストを用いて行う歯垢除去等のこと。1口腔単位で行った場合に2か月に1回に限り算定できる。

　初回の歯管または歯科疾患在宅療養管理料、歯科特定疾患療養管理料（ただし必要な管理計画が含まれている場合）を算定した日以降であれば、それらと同日でなくても算定可。歯科疾患管理料のエナメル質初期う蝕管理加算、歯周病安定期治療（Ⅰ）、（Ⅱ）、在宅等療養患者専門的口腔衛生処置を算定した月は算定できない。歯科医師の指示を受けた歯科衛生士が行った場合は、カルテに行った歯科衛生士の氏名を記載する。

　平成30年4月改定より、算定できる疾患が歯周疾患から歯科疾患となり、う蝕のみの患者など歯科疾患以外を罹患している患者にも算定可となった。また、歯科診療特別対応加算または初診時歯科診療導入加算を算定した患者や妊娠中の患者に対しては月1回の算定ができるようになった。なお、妊娠中の患者の場合はカルテ、およびレセプトにその旨を記載すること。

10　歯周基本治療処置（P基処）
1口腔につき10点（月1回）

　歯周基本治療を行った部位に対して、歯周疾患の症状の改善を目的として、薬剤による歯周ポケット内洗浄等の処置を行った場合、1口腔につき月1回に限り算定。カルテには使用薬剤名を記載する。歯周基本治療を行った当日であっても算定できる。

12　歯周基本検査（P基検）（2回目）（41頁参照）

　2回目以降も点数は1回目と同じ（**4**参照）だが、前回の検査より1か月以内の検査は所定点数の50/100の算定となる。

歯周基本検査	30年11月19日																（歯数25本）
出血																	
動揺度	0	✕	0	0	0	0	0	0	0	0	0	0	0	0	✕	0	
ポケットの深さ	3	✕	2	2	2	2	2	2	2	2	2	2	2	2	✕	3	
部位	8	7	6	5	4	3	2	1	1	2	3	4	5	6	7	8	
ポケットの深さ	2	✕	2	2	2	2	2	2	2	2	2	3	3	5			
動揺度	0	✕	0	0	0	0	0	0	0	0	0	0	2				
出血													✓	✓			

11　処方箋料（交付1回につき）
①6種類までの投薬の場合　　68点
②7種類以上投薬の場合　　　40点
　（3歳未満の乳幼児加算　＋3点）
③一般名処方加算1　　＋6点
④一般名処方加算2　　＋4点

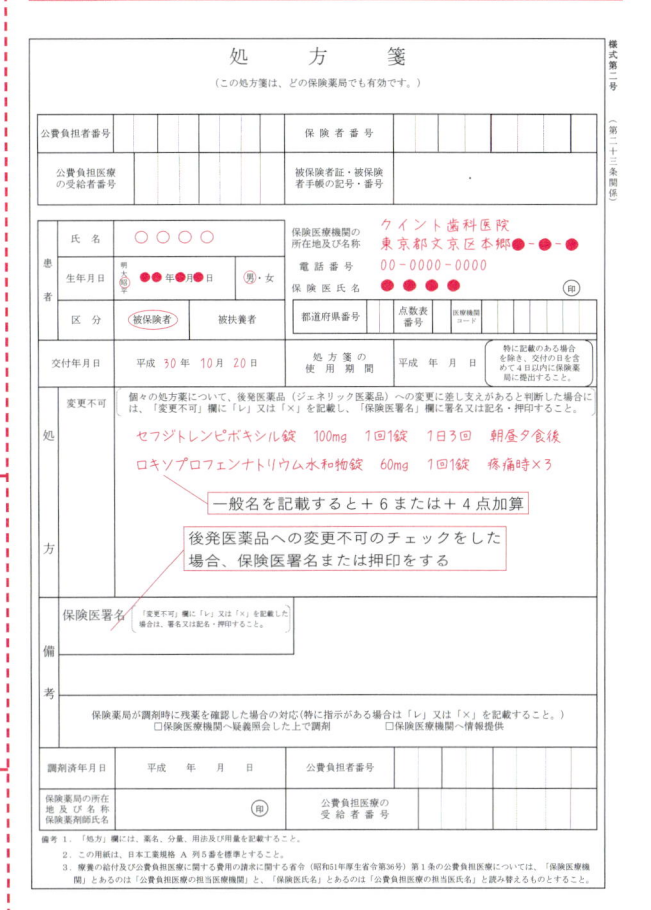

　後発医薬品のある医薬品について一般的名称を記載した処方箋を発行した場合、1回につき6点あるいは4点を加算できる。この場合、処方薬がすべて（2品目以上）一般名処方されていれば一般名処方加算1（＋6点）を算定し、1品目だけの場合は一般名処方加算2（＋4点）を算定する。また、レセプトでは、全体の「その他」欄に「一般名処方加算1　6×（処方回数）」等を記載する。

例）メイアクトMS錠100mg→セフジトレンピボキシル錠100mg
　　ロキソニン錠60mg→ロキソプロフェンナトリウム水和物錠60mg

患者番号	患者名		負担割合
0000	●●●●		● 割

月 日	部 位	療 法 ・ 処 置	点 数	負担金徴収額
12/8		再診＋明細	48＋1	
		再外来環 1	30	
		歯管	100	
		4 5 FMC 装着後、7 のう蝕処置を行う旨、説明		
	7 5 ┼ 5 7 / 7 5 ┼ 7	P 基処　SP(H₂O₂)	10	
		実地指 1（文書略）	80	
		プラークの付着状況を説明しての TBI を指示		
		機械的歯面清掃処置	68	
		DH　本郷		
	4 5	メタルコア（キャスティングシルバー）		
		set　グセ	191×2	
		失 PZ(FMC)	166×2	
		メタルコア形成加算	30×2	
		連 imp（寒天＋アルジネート）	64×2	
		BT	18×2	
12/22		再診＋明細	48＋1	
		再外来環 1	3	
	4 5	FMC（12％金パラ）		
		set　グセ	821×2+45×2+12×2	
		クラウン・ブリッジ維持管理料　☞13	100×2	
		H30年12月　実日数　2 日　計3,283点		
31/1/7		再診＋明細	48＋1	
		再外来環 1	3	
		歯管　文書提供加算（別紙）　☞14	100＋10	
		⑦6⑤　Br と 7 の抜歯について説明		
	7 5 ┼ 5 7 / 7 5 ┼ 7	P 基処　SP(H₂O₂)	10	
		実地指 1（文書略）	80	
		フロスの使い方を指示		
	7	OA（コーパロン）浸麻（オーラ注 歯科用 Ct 1.8mL 1.8mL）	30＋8	
		除去(AF)	20	
		う蝕処置	18	
		間接歯髄保護処置（グセ）	30	
		H31年 1 月　実日数　1 日　計358点		

アドバイス　クラウン・ブリッジ維持管理料を算定している場合の注意

❶クラウン・ブリッジ維持管理料を算定した日から起算して2年以内の期間において、当該補綴部位にかかわる新たな歯冠補綴物またはブリッジを製作し、当該補綴物を装着した場合の顎運動関連検査をはじめ、歯冠修復および欠損補綴の製作にかかわる費用は、クラウン・ブリッジ維持管理料に含まれて算定できない。製作にかかわる費用とは、基本診療料を除く一連の技術料で、補診、顎運動関連検査、歯冠補綴時色調採得検査、歯冠形成、支台築造、imp、BT、TF、リテイナー、装着などをいう。

❷クラウン・ブリッジ維持管理料に定める歯冠補綴物には、インレーを除く金属歯冠修復、レジン前装金属冠、レジンインレーを除く非金属歯冠修復、CAD/CAM 冠が該当する。

❸クラウン・ブリッジ維持管理料中の脱離再セット（ただし装着材料は算定できる）および充填については算定できない。

13 クラウン・ブリッジ維持管理料(補管または維持管)
歯冠補綴物 100点、5歯以下ブリッジ 330点、
6歯以上ブリッジ 440点
(地方厚生(支)局長に本管理料を実施する届出が必要)

当該クラウン・ブリッジ維持管理の対象となる補綴物に関して、医療機関名、開設者名、装着日、クラウン・ブリッジ維持管理の趣旨、補綴部位等を明記した文書(下記参照)を交付し、患者に対する情報提供を行った場合に算定。写しをカルテに添付する。

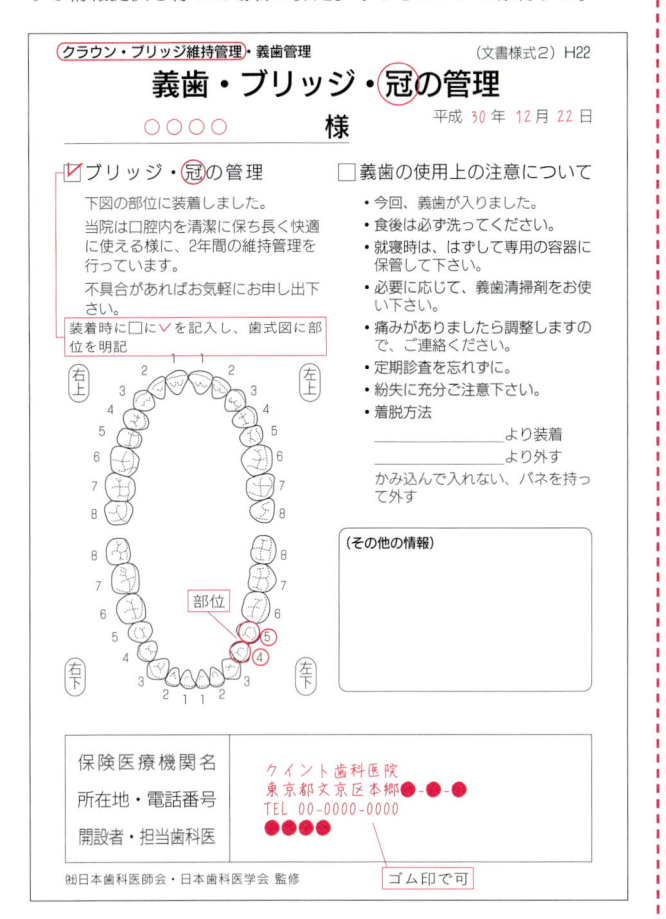

14 歯科疾患管理料(歯管)(2回目以降)
100点(月1回)　文書提供加算＋10点

2回目以降は、管理計画に基づく継続的な管理を行っている場合であって、歯科疾患の管理および療養上必要な指導について、継続管理計画を作成し、その内容について説明を行い、初回の歯科疾患管理料を算定した月の翌月以降月1回に限り算定する。

ただし、管理計画に変更があった場合は、変更の内容をカルテに記載する。文書提供を行った場合は10点を加算して、その写しをカルテに添付する。

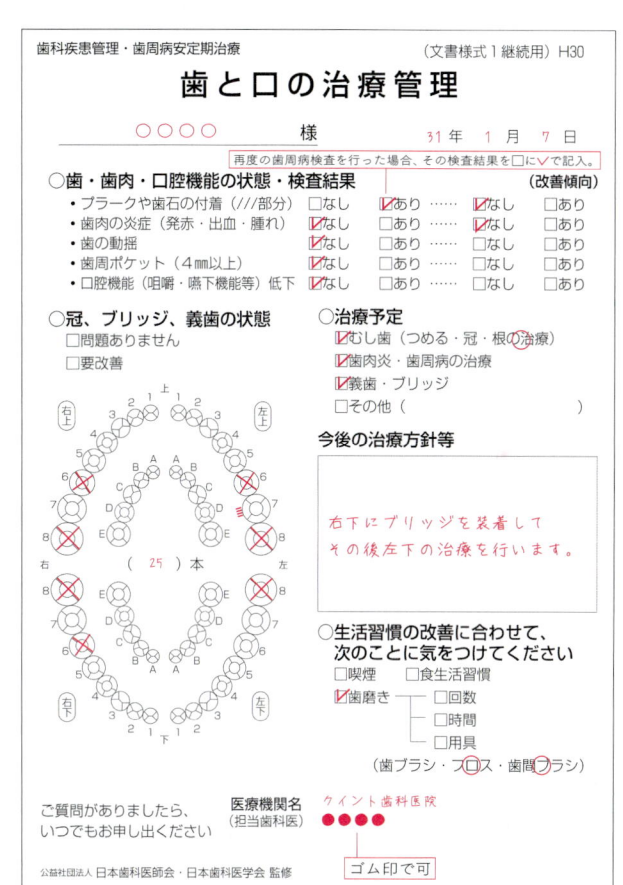

知っておきたい 歯科疾患管理料 Q&A ③

Q3　歯管の算定ができない場合は?
A3　有床義歯にかかわる治療のみを行う場合は歯管が算定できない。

Q4　初診月に主訴のC病名に対する管理を行い、翌月以降歯周病等の管理を開始した場合、歯管を算定できるか?
A4　初診月に主訴の疾病を先に治療した場合であっても、その疾病の管理計画を作成して患者等に説明すれば歯管は算定できる。ただし、2回目以降に歯周病やその他の疾患を含めた管理を行う場合には、新たな検査の結果や管理計画の変更点を含んだ継続管理計画を作成して、患者またはその家族等に対してその内容について説明を行ったうえで、あらためて1口腔単位での管理を開始することになる。

Q5　16歳未満のG病名の患者の場合、歯管は算定できるか?
A5　歯管の算定に年齢の制限はないので算定できる。ただし、P検査の算定をお忘れなく。

Q6　上下無歯顎の患者に、アフタ性口内炎の治療を行っているが、歯管は算定できるか?
A6　軟膏等薬剤による治療が必要な口腔粘膜疾患等(特疾患に該当する場合を除く)にかかわる治療を行っている場合は算定できる。

歯周治療（歯周外科手術）、ブリッジ

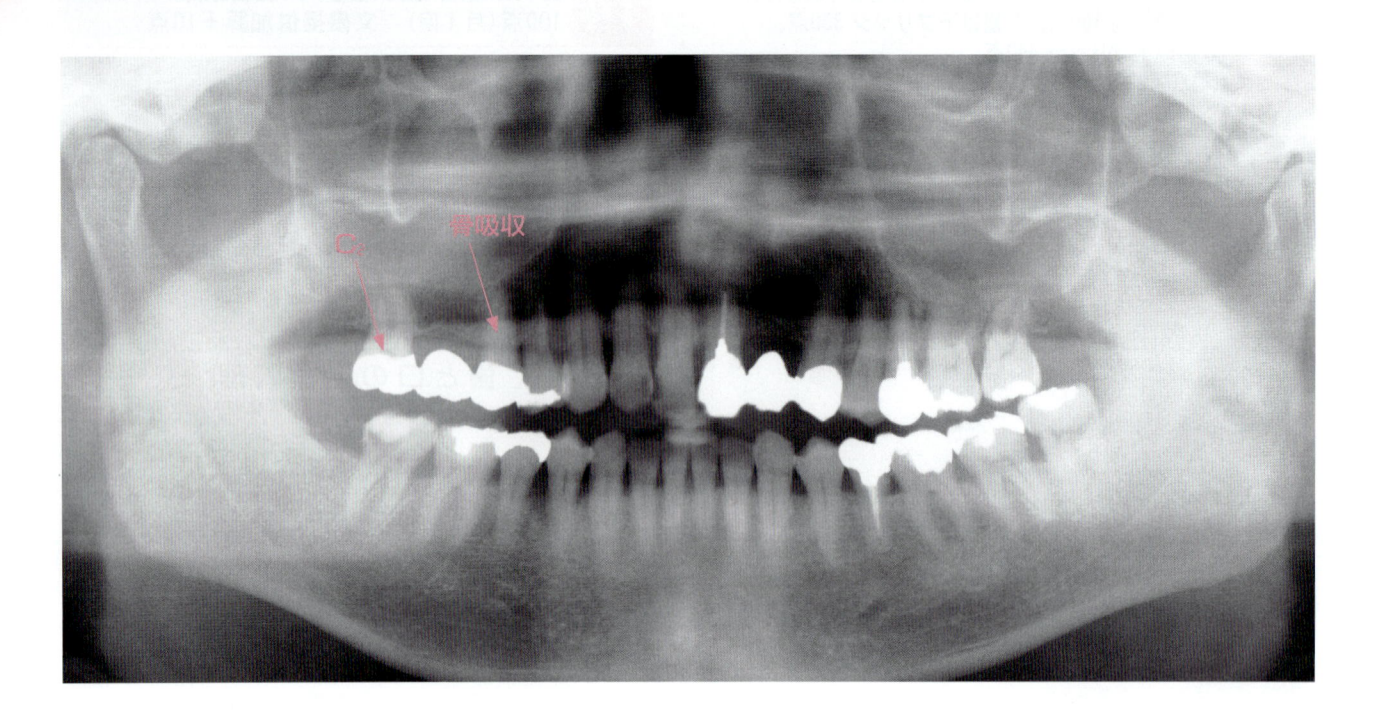

齲吸収

C₂

患者番号	患者名	負担割合
0000	●●●●	● 割

月 日	部 位	療 法 ・ 処 置	点 数	負担金徴収額
30/10/2		初診	237	
		7 5｜ブリッジが動揺、不適合のため歯頸部に二次カリエスあり ☞**1**		
		全顎的に歯肉腫脹、歯を磨くと出血する		
	7 5｜1 3～7 / 7 ｜ 8	「パ電」（パノラマ X-Ray）	402	
		5｜の骨吸収顕著、全体的に根の 1/4 から 1/3 程度の骨吸収あり ☞**2**		
	7 5｜1 3～7 / 7 ｜ 8	歯周基本検査（P 基検）（1 回目）（別紙） ☞**3**	200	
		歯科疾患管理料（歯管）　文書提供加算（別紙） ☞**4**	100＋10	
		不適合な 7 5｜のブリッジを外し、TBI と全顎歯周基本治療を行った後再評価する		
	⑦ 6 ⑤｜	6｜ポンティック除去 ☞**5**	36	
	7｜	FMC 除去 ☞**6**	36	
		う蝕処置（う蝕）	18	
		間接歯髄保護処置（間 PCap）	30	
		軟化象牙質を痛みのない範囲で除去（ライフ、グセ） ☞**7**		
		機械的歯面清掃処置（歯清）　　歯科衛生士 MK ☞**8**	68	
		次回　上顎スケーリングと TBI		
10/9		再診＋明細	48＋1	
	7 5｜1 3～7	スケーリング	68＋38×2	
		歯科衛生実地指導料 1（実地指 1） ☞**9**	80	
		染め出しをして毛先磨きでプラークを落とすことを教えるように指示		
		（別紙　患者提供文書）		
		次回　下顎スケーリングと TBI		

◎初診時のカルテ（表面）および問診票

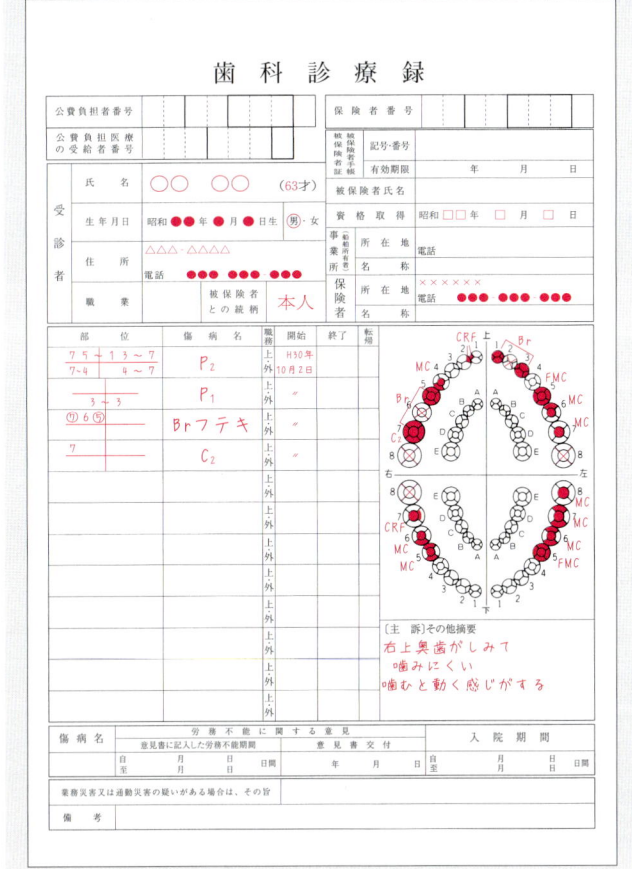

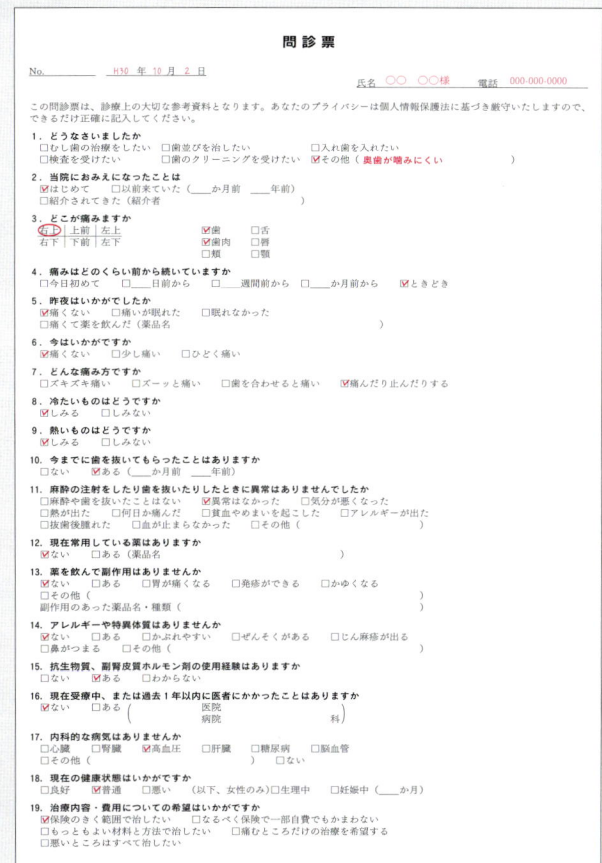

症例
2

歯周治療〈歯周外科手術〉、ブリッジ

---

1 主訴、症状等を記載する

2 読影所見を記載する（48頁パノラマX線写真参照）

3 歯周基本検査（P基検）（1回目）（41頁参照）

歯周基本検査	30年10月2日													（歯数27本）
動揺度	✕	1		1	0	0	0	0	0		0	0	0	1
ポケットの深さ	✕	6		6	5	5	5	4	5		4	4	4	6
部位	8	7	6	5	4	3	2	1	1	2	3	4	5	6	7	8
ポケットの深さ	✕	5	5	5	5	3	3	3	3	3	4	5	5	5
動揺度	✕	0	0	0	0	0	0	0	0	0	0	0	0	0

歯科疾患管理料について、1回目に主訴に関する管理を開始している場合は、2回目以降に歯周病検査を行い、歯周病を含めた継続管理計画を作成し、患者またはその家族等に説明することによって、継続して算定ができる。

---

4 歯科疾患管理料（歯管）（1回目）（43頁参照）

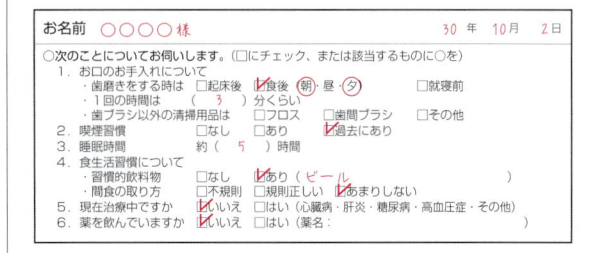

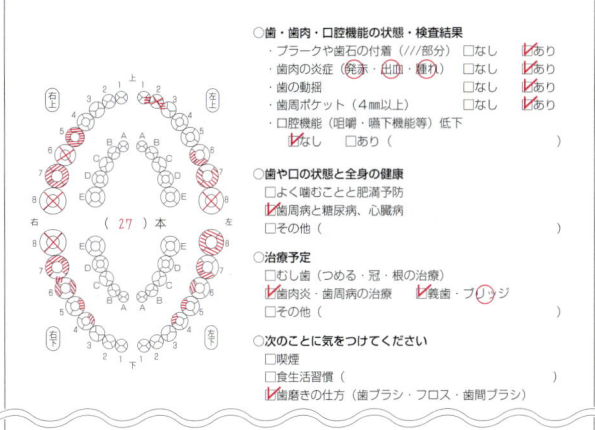

患者番号	患者名	負担割合
0000	●●●●	● 割

月　日	部　位	療　法　・　処　置	点　数	負担金徴収額
10/16		再診＋明細	48＋1	
	$\dfrac{7\,5 + 1\,3 \sim 7}{7 + 8}$	歯周基本治療処置（P基処）　H_2O_2　☞ **10**	10	
		スケーリング	68＋38×2	
		TBI　前回同様の指示を歯科衛生士 MK に与える		
		次回　歯周基本検査（2回目）		
10/23		再診＋明細	48＋1	
	$\dfrac{7\,5 + 1\,3 \sim 7}{7 + 8}$	P基検（2回目）（別紙・略）　☞ **11**	100	
		全顎に SRP を行う		
		浸麻 OA（ジンジカイン）＋歯科用キシロカイン Ct 0.8mL　☞ **12**	／	
	$7\,5\,4 \mid$	SRP	72＋64×2	
		次回　$\mid 4 \sim 7$　SRP		
10/30		再診＋明細	48＋1	
	$\mid 4 \sim 7$	OA（ジンジカイン）浸麻（歯科用キシロカイン Ct 1.0mL）	／	
		SRP	72×2	
			64×2	
		次回　$7 \sim 4 \mid$　SRP		

H30年10月　実日数　5 日　計2,283点

月　日	部　位	療　法　・　処　置	点　数	負担金徴収額
11/7		再診＋明細	48＋1	
	$7 \sim 4 \mid$	OA（ジンジカイン）浸麻（歯科用キシロカイン Ct 1.0mL）	／	
		SRP	72×2	
			64×2	
	$\dfrac{7\,5 + 1\,3 \sim 7}{7 + 8}$	P基処（H_2O_2）	10	
		歯管　文書提供加算（別紙）　☞ **13**	100＋10	
		歯周基本治療を継続していく		
		次回　$\mid 4 \sim 8$　SRP		
11/14		再診＋明細	48＋1	
	$\mid 4 \sim 8$	OA（ジンジカイン）浸麻（歯科用キシロカイン Ct 1.0mL）	／	
		SRP	72×3	
			64×2	
		次回　$3 + 3$　SRP		
11/21		再診＋明細	48＋1	
	$3 + 3$	SRP	60×6	
		次回　$3 + 3$　SRP		
11/28		再診＋明細	48＋1	
	$3 + 3$	SRP	60×6	
		次回　再評価		

H30年11月　実日数　4 日　計1,652点

5　切断部位を記載する

切断を2か所行ってポンティックを除去してもポンティックの除去は1歯につきなので、「困難なもの」36点のみの算定となる。具体的には以下のとおり。

❶ ⑦6⑤Br の $\underline{6}$ ポンティックのみを除去した場合
→ポンティック1歯の除去となり、「困難なもの」36点×1を算定

❷ ⑦6⑤Br をすべて除去した場合
→FMC2歯およびポンティック1歯の除去となり、「困難なもの」36点×3を算定

❸ ⑦6 5④Br をすべて除去した場合（$\underline{4}$ は FMC）
→FMC2歯およびポンティック2歯の除去となり、「困難なもの」36点×4を算定

6 除去したものの種類を記載する

7 う蝕処置は算定部位ごとの処置内容等を記載する

8 機械的歯面清掃処置（歯清）（45頁参照）

9 歯科衛生実地指導料1（実地指1）（43頁参照）

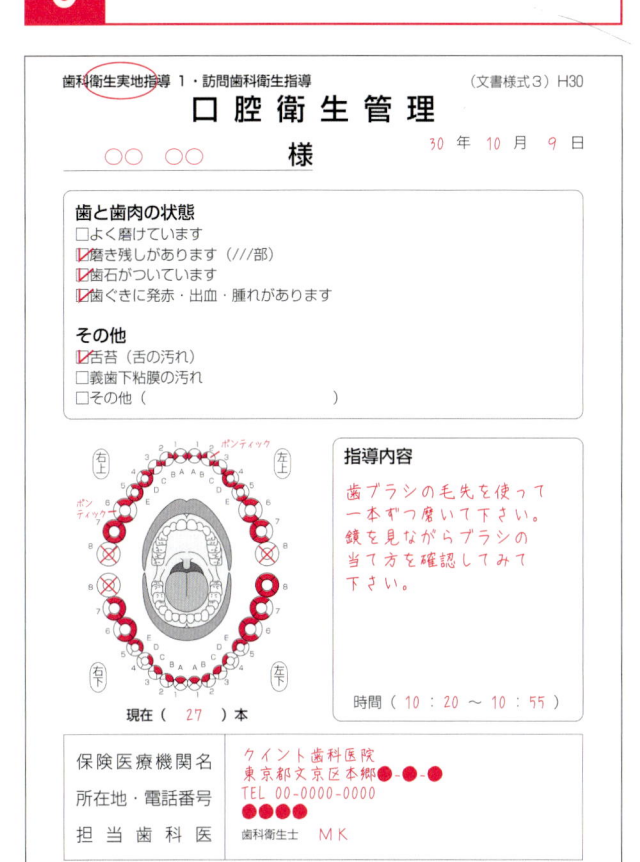

歯科衛生実地指導 1・訪問歯科衛生指導　　（文書様式3）H30

口腔衛生管理

○○　○○　様　　30 年 10 月 9 日

歯と歯肉の状態
- □ よく磨けています
- ☑ 磨き残しがあります（///部）
- ☑ 歯石がついています
- ☑ 歯ぐきに発赤・出血・腫れがあります

その他
- ☑ 舌苔（舌の汚れ）
- □ 義歯下粘膜の汚れ
- □ その他（　　　　　　　）

現在（　27　）本

指導内容
歯ブラシの毛先を使って一本ずつ磨いて下さい。鏡を見ながらブラシの当て方を確認してみて下さい。

時間（ 10：20 ～ 10：55 ）

保険医療機関名	クイント歯科医院 東京都文京区本郷●-●-● TEL 00-0000-0000
所在地・電話番号	
担当歯科医	歯科衛生士　MK

公益社団法人 日本歯科医師会・日本歯科医学会 監修

10 歯周基本治療処置（P基処）（45頁参照）

11 前回の検査より1か月以内の検査のため50/100の算定となる

12 麻酔を使用した場合は薬剤名と使用量を記載する

アドバイス　歯周病患者画像活用指導料（P画像）

　歯周病検査（歯周基本検査、歯周精密検査等）を実施する場合において、プラークコントロールの動機づけを目的として、口腔内カラー写真を用いて患者に歯周病の状態を示した場合に、1回につき5枚を限度として、1枚につき10点を算定する。口腔内カラー写真の検査は、正面観、左側および右側臼歯部頬側面観、口蓋側および舌側咬合面観の撮影を基本とする。なお、少数歯の歯周病患者においては、撮影枚数は必要に応じてとされ、1回につき5枚の算定を認められない場合が多い。

　口腔内カラー写真の取り扱いについては、以下の点に注意する必要がある。

- ・作成した口腔内カラー写真には、患者の氏名および作成した年月日を明記する。
- ・フィルム代等の費用は所定点数に含まれ別に算定できない。
- ・作成した口腔内カラー写真をカルテに添付する。
- ・デジタルカメラで撮影した口腔内カラー写真をカルテへの添付に代えて、電子媒体に保存することは差し支えない。ただし、必要な場合にいつでも当該写真を、電子媒体からプリントアウトできる状態に整えておく必要がある。

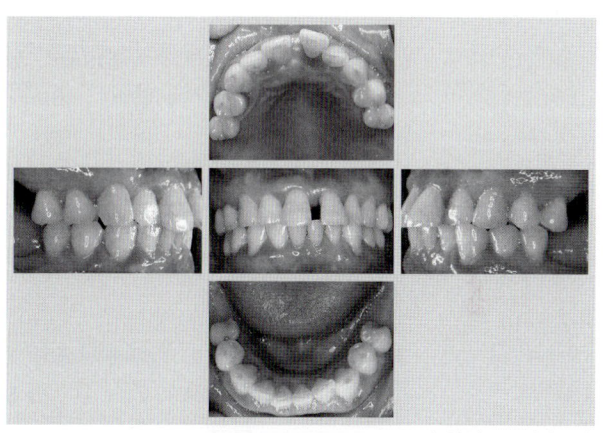

初診時の口腔内写真

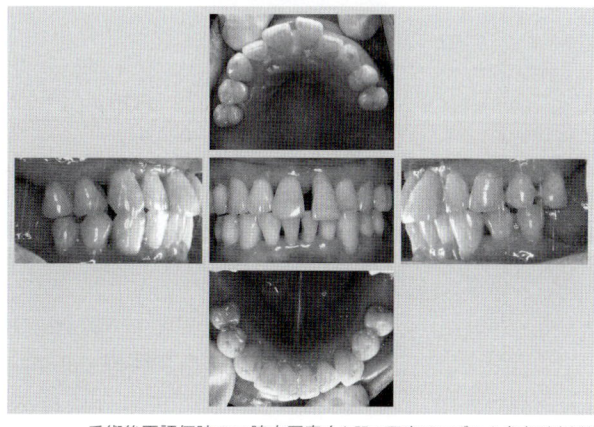

手術後再評価時の口腔内写真（上記の写真はいずれも参考別症例）

患者番号	患者名	負担割合
0000	●●●●	● 割

月 日	部 位	療 法 ・ 処 置	点 数	負担金徴収額
12/4		**再診＋明細**	48＋1	
	$\frac{7\,5 \div 1\,3 \sim 7}{7 \div \quad\quad 8}$	歯周精密検査(P精検)(別紙) ☞**14**	400	
		歯管	100	
		5は動揺が顕著なため4を支台歯に加えた暫間ブリッジを作り、5 6 7、7 5にFopを行う		
		下顎前・臼歯部は再SRPを行う		
	7 5 4	OA(ジンジカイン)浸麻(歯科用キシロカイン Ct 1.8mL)	／	
	5	FMC除去	36	
	7 5 4	う蝕 軟象除去 歯冠形成	18×3	
	⑦6⑤④	歯周治療用装置(冠形態) 仮セ ☞**15**	50×4	
	$\frac{7\,5 \div 1\,3 \sim 7}{7 \div \quad\quad 8}$	歯清 歯科衛生士MK ☞**16**	68	
	$\frac{7\,5 \div 1\,3 \sim 7}{7 \div \quad\quad 8}$	P基処(H_2O_2)	10	
		次回 7 5 FOp		
12/10		**再診＋明細**	48＋1	
	7 5 4	OA(ジンジカイン)浸麻(歯科用キシロカイン Ct 1.8mL)	／	
	7 5	FOp ☞**17**	630×2	
		6針縫合 サージカルパック口腔用		
	4	再SRP	32	
		Rp）メイアクトMS錠 100mg 3T 分3 3日間	15×3	
		フロベン錠40 40mg 2T 5回分 疼痛時	3×5	
		処方料(処) 調剤料(調)	42＋9	
		薬剤情報提供料(薬情) ☞**18**	10	
		次回 SP		
12/12		**再診＋明細**	48＋1	
	7 5	SP(H_2O_2、J)	／	
		実地指1(文書略)	80	
		オペ部位の清掃を指導するように指示		
		次回 抜糸、7～4 再SRP		
12/17		**再診＋明細**	48＋1	
	⑦6⑤④	歯周治療用装置(冠形態)除去 抜糸 SP(H_2O_2、J) 再仮着	／	
			36×2	
	7～4	再SRP	32×2	
		次回 6 7 FOp		
12/21		**再診＋明細**	48＋1	
	4～7	OA(ジンジカイン)浸麻(歯科用キシロカイン Ct 1.8mL)	／	
	6 7	FOp	630×2	
		5針縫合 サージカルパック口腔用		
	4 5	再SRP	32×2	
		Rp）メイアクトMS錠 100mg 3T 分3 3日間	14×3	
		フロベン錠40 40mg 2T 5回分 疼痛時	3×5	
		処 調	42＋9	
		薬情	10	
		次回 SP		
12/25		**再診＋明細**	48＋1	
	6 7	SP(H_2O_2、J)	／	
		次回 抜糸、4～8 再SRP		

H30年12月　実日数　6日　計4,233点

13　歯科疾患管理料（歯管）（2回目以降）(47頁参照)

歯と口の治療管理

○○○○　　　　　　　様　　　　　30 年　11 月　7 日

○歯・歯肉・口腔機能の状態・検査結果　　　　　　　（改善傾向）
- プラークや歯石の付着（///部分）　□なし　☑あり …… □なし　☑あり
- 歯肉の炎症（発赤・出血・腫れ）　□なし　☑あり …… □なし　☑あり
- 歯の動揺　　　　　　　　　　　　□なし　☑あり …… □なし　□あり
- 歯周ポケット（4mm以上）　　　　□なし　☑あり …… ☑なし　□あり
- 口腔機能（咀嚼・嚥下機能等）低下　☑なし　□あり …… □なし　□あり

○冠、ブリッジ、義歯の状態
□問題ありません
☑要改善

（ 27 ）本

○治療予定
- ☑むし歯（つめる・冠・根の治療）
- ☑歯肉炎・歯周病の治療
- ☑義歯・ブリッジ
- □その他（　　　　　　　　　）

今後の治療方針等

歯周病の治療が一段落したら、
右上のブリッジの治療をします。

○生活習慣の改善に合わせて、
次のことに気をつけてください
□喫煙　　　□食生活習慣
☑歯磨き ┌ ☑回数
　　　　├ ☑時間
　　　　└ □用具
（歯ブラシ・フロス・歯間ブラシ）

ご質問がありましたら、いつでもお申し出ください

医療機関名（担当歯科医）
クイント歯科医院
東京都文京区本郷●●-●●
TEL 00-0000-0000

14　歯周精密検査（P精検）（1回目）　1〜9歯100点、10〜19歯220点、20歯以上400点

　歯周基本検査では、①1点以上の歯周ポケット測定、②歯の動揺検査を行って記録するのに対し、歯周精密検査は、①4点以上の歯周ポケット測定、②歯の動揺度検査、③プラークの付着状況の検査、④プロービング時の出血の有無を記録する。なお、2回目以降については、前回の検査より1か月以内の検査の場合、所定点数の50／100となる。

30年12月4日																		
出血		++		++	−	−	−	−	−	−	−	−	−			+	+	
動揺度		1		1	0	0	0	0		0	0	0	0	1				
ポケットの深さ																		
プラークの付着																		
部位	8	7	6	5	4	3	2	1	1	2	3	4	5	6	7	8
プラークの付着																		
ポケットの深さ																		
動揺度		0	0	0	0	0	0	0	0	0	0	0	0	0	0		
出血		−	+	−	−	−	−	−	−	−	−	−	−	−	+	+

15　歯周治療用装置（冠形態）　1歯につき50点

　冠形態のものを連結してブリッジタイプの装置とした場合は、ポンティック部分は1歯につき50点算定できる。人工歯を使用した場合は人工歯料を算定できるが仮着セメント料は算定できない。
　なお、歯周治療用装置は一連の歯周基本治療が終了し、歯周精密検査を行い、歯肉切除術、歯肉剥離掻爬術、歯周組織再生誘導手術を行う（行った）場合に算定できる。冠形態（1歯につき50点）のものと床形態（1装置につき750点）のものがあり、印象採得、咬合採得、装着、調整指導、修理、仮着セメント料等は所定点数に含まれる。床形態のものに付加した人工歯、鉤やバー等の費用は別途算定できる。

16　機械的歯面清掃処置（歯清）(45頁参照)

　原則2か月に1回算定できる。

17　歯肉剥離掻爬手術（FOp）　1歯につき630点

　麻酔薬剤名と使用量、切開や縫合について、パックを使用した場合はその名前等を記載する。

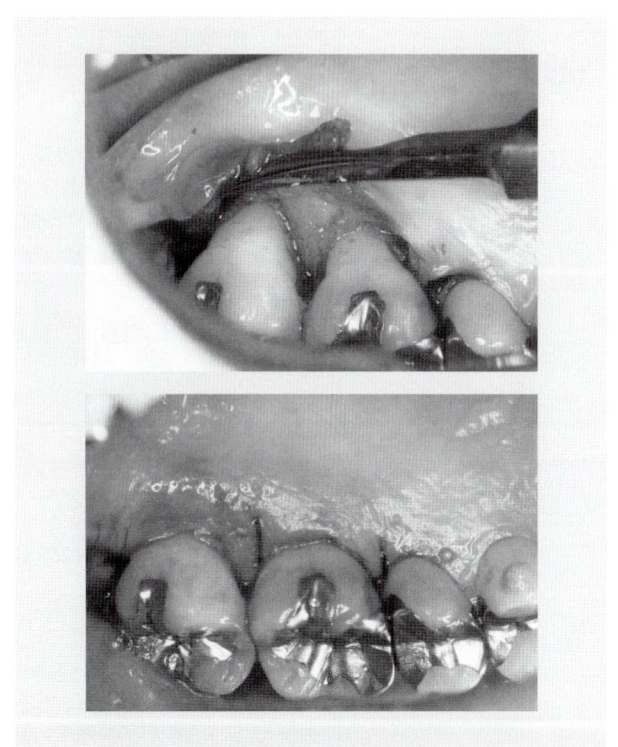

歯肉剥離掻爬手術〜縫合閉鎖（写真は参考別症例）

18　薬剤情報提供料（薬情）　10点（月1回）(81頁参照)

　処方した薬剤に関する主な情報を文書で患者に提供した場合に算定する。詳細は81頁参照のこと。

症例2　歯周治療（歯周外科手術）、ブリッジ

患者番号	患者名		負担割合
0000	●●●●		● 割

月 日	部 位	療 法・処 置	点 数	負担金徴収額
31/1/5		**再診＋明細**	48＋1	
	6 7	抜糸　SP(H_2O_2、J)	／	
	4〜8	再 SRP	36×3 32×2	
	7 5／1 3〜7／7　　8	P 基処(H_2O_2)	10	
		実地指1（文書略）	80	
		オペ部位の清掃を指導するように指示		
		次回　再評価		
1/12		**再診＋明細**	48＋1	
	7 5／6 7	歯周病部分的再評価検査（P部検）　☞[19]	15×4	
		歯管	100	
		⑦6⑤④の経過が良ければ Br を製作し P の管理をしていく		
		次回　3／3　再 SRP		
1/15		**再診＋明細**	48＋1	
	3／3	再 SRP	30×6	
		次回　再検査		
1/24		**再診＋明細**	48＋1	
	7 5／1 3〜7／7　　8	P 精検（別紙・略）	400	
		次回　Br 製作へ		
1/29		**再診＋明細**	48＋1	
	7 5 4／	OA（ジンジカイン）浸麻（歯科用キシロカイン Ct 1.8mL）	／	
		4／ 生 PZ（硬質レジン前装金属冠）ブリッジ支台歯形成加算　☞[20]	796×1＋20	
		7 5／ 生 PZ（FMC）　ブリッジ支台歯形成加算	306×2＋20×2	
	⑦6⑤④	補綴時診断料（補診）　ワンピースキャストブリッジ　☞[21]	90	
		ブリッジ連合 imp（寒天＋アルジネート）　☞[22]	282	
		BT	76	
		リテイナー　☞[23]	100	
		仮セ	4×3	
		次回　ブリッジセット		
		H31年 1 月　実日数　5 日　計3,275点		
2/6		**再診＋明細**	48＋1	
	⑦6⑤④	Br セット	150	
		4／ レジン前装金属冠（12％金パラ）	1,632×1	
		5／ FMC（12％金パラ）	821×1	
		7／ FMC（12％金パラ）　　　　 ☞[24]	967	
		パナビア	17×3	
		6／ 12％金パラポンティック（Pon）　☞[25]	1,025	
		クラウン・ブリッジ維持管理料（補管）　☞[26]	330	
		歯管　文書提供加算（別紙）　☞[27]	100＋10	
		Br の清掃法を説明		
		歯清　歯科衛生士 MK	68	
		次回　チェック		
2/13		**再診＋明細**	48＋1	
		Br 予後良好		
		実地指1（文書略）	80	
		全顎の清掃状況の確認を指示		
		H31年 2 月　実日数　2 日　計5,332点		

54

19 歯周病部分的再評価検査（P部検）　1歯につき15点

歯周外科手術を行った部位について歯数に応じて1回限り算定する。

20 ブリッジ支台歯形成加算　1歯につき20点

Brの支台歯として歯冠形成を行った場合は1歯につき20点を形成料に加算する。

21 補綴時診断料（補診）　1装置につき90点または70点

補綴時診断料は1装置ごとの算定となる。新製（Br、有床義歯）の場合は1装置ごとに90点、新製以外の増歯修理または有床義歯内面適合法の場合は70点となる。

カルテに製作を予定する部位、欠損部の状態、欠損補綴物の名称、設計等についての要点を記載する。

26 クラウン・ブリッジ維持管理料（補管または維持管）（47頁参照）

22 使用材料を記載する

23 リテイナーは処置等開始日より算定可

リテイナーの算定可能な期間はブリッジの支台歯として歯冠形成を予定している歯または歯冠形成を完了した歯について、その歯にかかわる処置等を開始した日からブリッジを装着するまでとなっている。したがって、う蝕処置や根管治療を行ったときからでも必要があれば算定できる。TeCも同様の取り扱いである。

24 冠の種類、合着材料等を記載する

25 ポンティックの種類を記載する

27 歯科疾患管理料（歯管）（2回目以降）（47頁参照）

引き続き、必要に応じて文書提供をする。

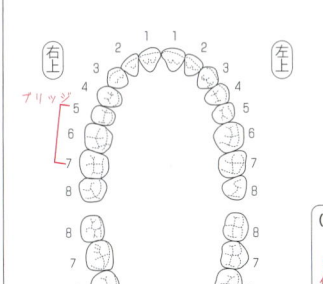

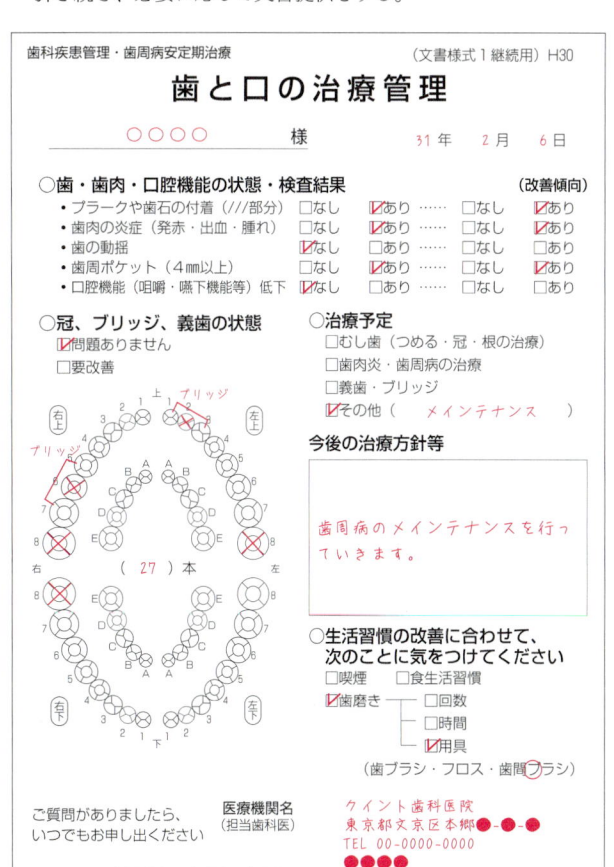

歯周治療（メインテナンス）

※63頁「歯周治療の流れ」参照のこと

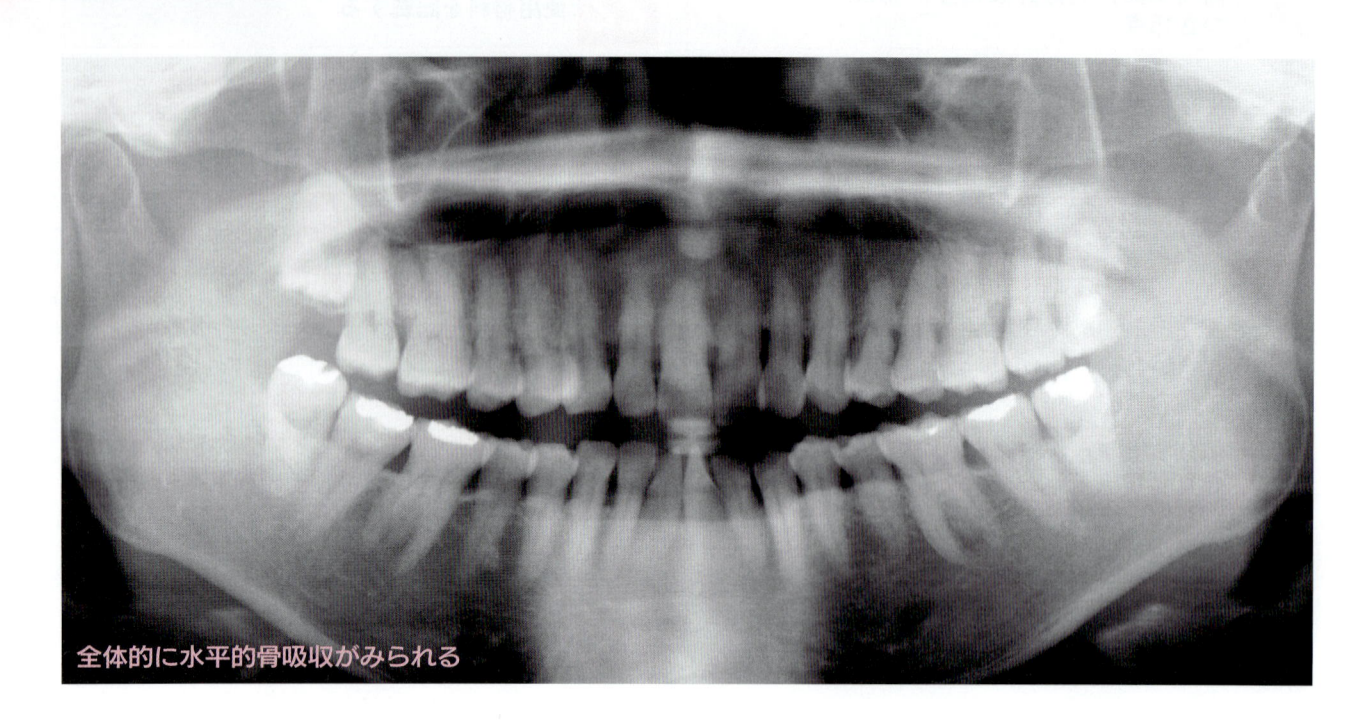

全体的に水平的骨吸収がみられる

患者番号	患者名	負担割合
0000	●●●●	● 割

月　日	部　位	療　法　・　処　置	点　数	負担金徴収額
30/10/6		初診	237	
	$\frac{7\ \ 8}{8\ \ 8}$	「パ電」（パノラマ X-Ray） 全体的に水平的骨吸収がみられる 　☞ 1	402	
		P 基検（別紙）　☞ 2	200	
		歯管　文書提供加算（別紙）　☞ 3 　　全歯にスケーリング、SRP を行う	100＋10	
		歯清　☞ 4 　　歯科衛生士 TT	68	
		実地指 1（別紙）　☞ 5 　　手鏡で汚れを確認させる 　　　　　⋮ （全顎にスケーリング、SRP を行う） 　　　　　⋮	80 略	
			H30年10月　略	
12/1		再診＋明細	48＋1	
	$\frac{7\ \ 8}{8\ \ 8}$	P 基検（別紙）　☞ 6	200	
		歯管　文書提供加算（別紙）　☞ 7 右側大臼歯部に再度 SRP を行う	100＋10	
		歯清 　　歯科衛生士 TT	68	
		実地指 1（別紙）　☞ 8 清掃が苦手な場所を自覚させるように指示	80	
	$\frac{7\ \ 8}{8\ \ 8}$	P 基処　H_2O_2　☞ 9	10	
	$\frac{7\ 6}{8\sim6}$	再 SRP	36×5	
			H30年12月　実日数　1 日　計697点	

◎初診時のカルテ（表面）および問診票

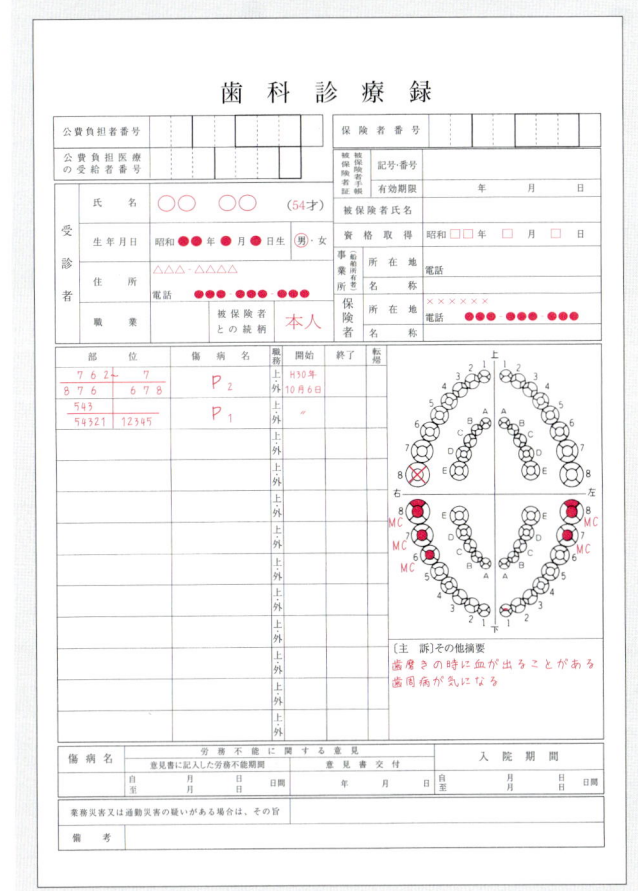

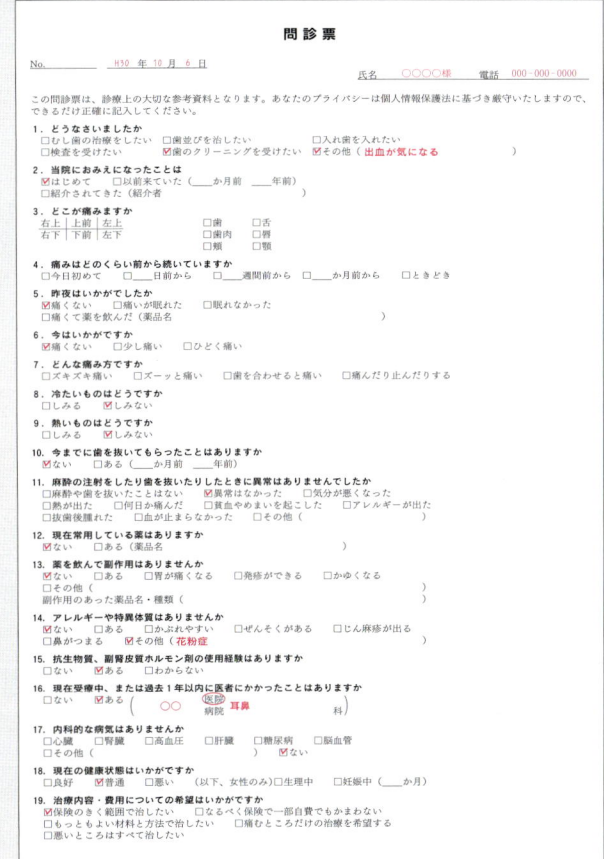

1　読影所見を記載する（56頁パノラマ X 線写真参照）

2　歯周基本検査（P 基検）（1 回目）（41頁参照）

歯周基本検査	30年10月6日																（歯数31本）
動揺度	☒	0	0	0	0	0	1	0	1	1	0	0	0	0	0	0
ポケットの深さ	☒	5	5	4	4	4	4	5	4	5	4	4	4	4	4
部位	8	7	6	5	4	3	2	1	1	2	3	4	5	6	7	8
ポケットの深さ	5	5	5	4	4	3	3	3	3	3	4	4	4	4	4
動揺度	0	0	0	0	0	0	0	0	0	0	0	0	0	0	0

3　歯科疾患管理料（歯管）（1 回目）（43頁参照）

歯と口の治療管理

（文書様式1初回用）H30

歯科疾患管理

（患者さんへ）あなたの生活習慣などを把握してこれからの治療を効果的に進めます。継続的な管理と指導を受けられる方は、太枠内の必要事項をご記入ください。検査結果と治療の予定をご説明いたします。ご質問がありましたら、いつでもお申し出ください。

お名前　○○○○様　　　30年10月6日

○次のことについてお伺いします。（□にチェック、または該当するものに○を）
1. お口のお手入れについて
　・歯磨きをする時は　☑起床後　□食後（朝・昼・夕）　☑就寝前
　・1回の時間は　（3～5）分くらい
　・歯ブラシ以外の清掃用品は　□フロス　□歯間ブラシ　□その他
2. 喫煙習慣　☑なし　□あり　□過去にあり
3. 睡眠時間　約（6）時間
4. 食生活習慣について
　・習慣的飲料物　☑なし　□あり（　　　）
　・間食の取り方　□不規則　□規則正しい　☑あまりしない
5. 現在治療中ですか　☑いいえ　□はい（心臓病・肝炎・糖尿病・高血圧症・その他）
6. 薬を飲んでいますか　☑いいえ　□はい（薬名：　　）

○歯・歯肉・口腔機能の状態・検査結果　歯ぐき全体的
　・プラークや歯石の付着（///部分）　□なし　☑あり
　・歯肉の炎症（発赤・出血・腫れ）　□なし　☑あり
　・歯の動揺　□なし　☑あり
　・歯周ポケット（4mm以上）　□なし　☑あり
　・口腔機能（咀嚼・嚥下機能等）低下　□なし　□あり（　　）

○歯や口の状態と全身の健康
　□よく噛むことと肥満予防
　□歯周病と糖尿病、心臓病
　□その他（　　　）

○治療予定
　□むし歯（つめる・冠・根の治療）
　☑歯肉炎・歯周病の治療　□義歯・ブリッジ
　□その他（　　　）

○次のことに気をつけてください
　□喫煙
　□食生活習慣（　　）
　☑歯磨きの仕方（歯ブラシ・フロス・歯間ブラシ）

患者番号	患者名		負担割合
0000	●●●●		● 割

月 日	部 位	療 法 ・ 処 置	点 数	負担金徴収額
31/1/7		**再診＋明細**	48＋1	
	$\frac{7}{8}\mid\frac{8}{8}$	P 基検(別紙) ☞ 10	200	
		歯周病安定期治療(Ⅰ)(SPT(Ⅰ)) 再スケーリング SP TBI ☞ 11	350	
		ポケット4mmの部位があるが病状は安定している		
		歯管　文書提供加算(別紙)　☞ 12	100＋10	
		3か月に1回は検査と清掃等を受けるように指導		
		実地指1(別紙)　☞ 13	80	
		歯磨きの再チェックを指示		
		次回　3か月後 SPT(Ⅰ)		
		H31年 1月　実日数　1日　計789点		
4/6		**再診＋明細**	48＋1	
	$\frac{7}{8}\mid\frac{8}{8}$	P 基検(別紙・略)	200	
		歯管(内容略)	100	
		実地指1　(文書略)	80	
		SPT(Ⅰ)　再スケーリング　SP　TBI	350	
		次回　3か月後 SPT(Ⅰ)		
		H31年 4月　実日数　1日　計779点		

---

4 機械的歯面清掃処置(歯清)(45頁参照)

6 歯周基本検査(P 基検)(2回目)(41、45頁参照)

歯周基本検査	30年12月1日																(歯数31本)
動揺度	✕	0	0	0	0	0	0	0	0	0	0	0	0	0	0	0	
ポケットの深さ	✕	5	5	4	4	4	4	4	4	4	4	4	4	4	4	4	
部位	8	7	6	5	4	3	2	1	1	2	3	4	5	6	7	8	
ポケットの深さ	4	5	5	4	4	3	3	3	3	3	5	4	4	4	4	4	
動揺度	0	0	0	0	0	0	0	0	0	0	0	0	0	0	0	0	

5 歯科衛生実地指導料1(実地指1)(43頁参照)

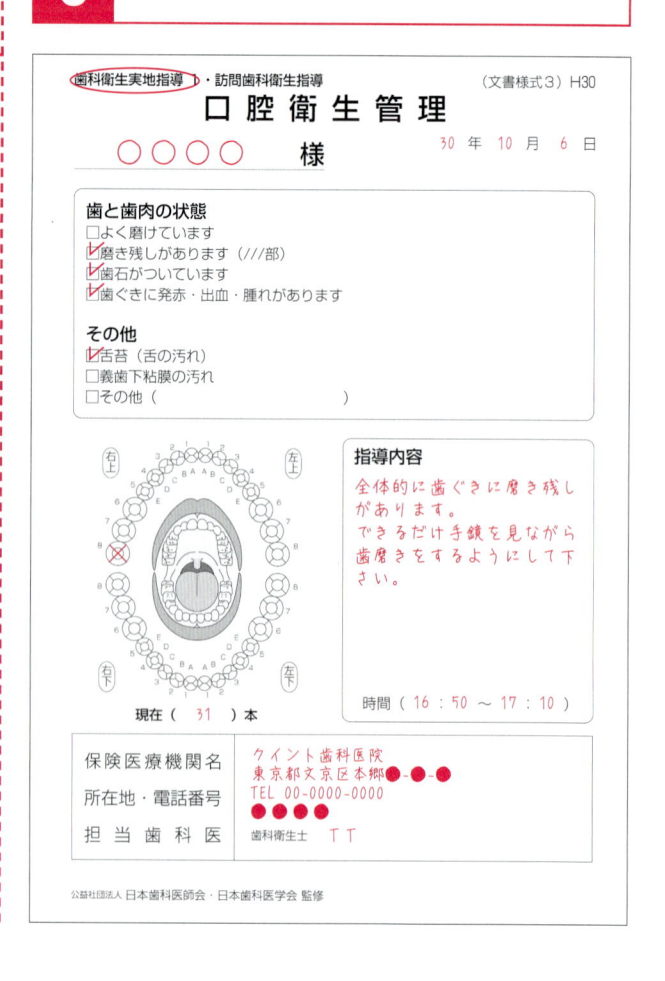

公益社団法人 日本歯科医師会・日本歯科医学会 監修

58

7 歯科疾患管理料（歯管）（2 回目以降）
（47頁参照）

8 歯科衛生実地指導料 1（実地指 1）（43頁参照）

歯科疾患管理・歯周病安定期治療　　　　　　　　（文書様式 1 継続用）H30

歯と口の治療管理

○○○○　　　　様　　　　　30 年 12 月 1 日

○歯・歯肉・口腔機能の状態・検査結果　　　　（改善傾向）
- プラークや歯石の付着（///部分）　□なし ☑あり …… □なし ☑あり
- 歯肉の炎症（発赤・出血・腫れ）　☑なし □あり …… □なし ☑あり
- 歯の動揺　　　　　　　　　　　　☑なし □あり …… □なし ☑あり
- 歯周ポケット（4 mm 以上）　　　　□なし ☑あり …… □なし ☑あり
- 口腔機能（咀嚼・嚥下機能等）低下　☑なし □あり …… □なし □あり

○冠、ブリッジ、義歯の状態　　　　○治療予定
□問題ありません　　　　　　　　　□むし歯（つめる・冠・根の治療）
□要改善　　　　　　　　　　　　　☑歯肉炎・歯周病の治療
　　　　　　　　　　　　　　　　　□義歯・ブリッジ
　　　　　　　　　　　　　　　　　□その他（　　　　　　　）

今後の治療方針等

定期的にみがき残しや炎症の状態をチェックしながら必要な処置をしていきます。

○生活習慣の改善に合わせて、次のことに気をつけてください
□喫煙　　□食生活習慣
☑歯磨き ┬ □回数
　　　　 ├ □時間
　　　　 └ ☑用具
（歯ブラシ・フロス・歯間ブラシ）

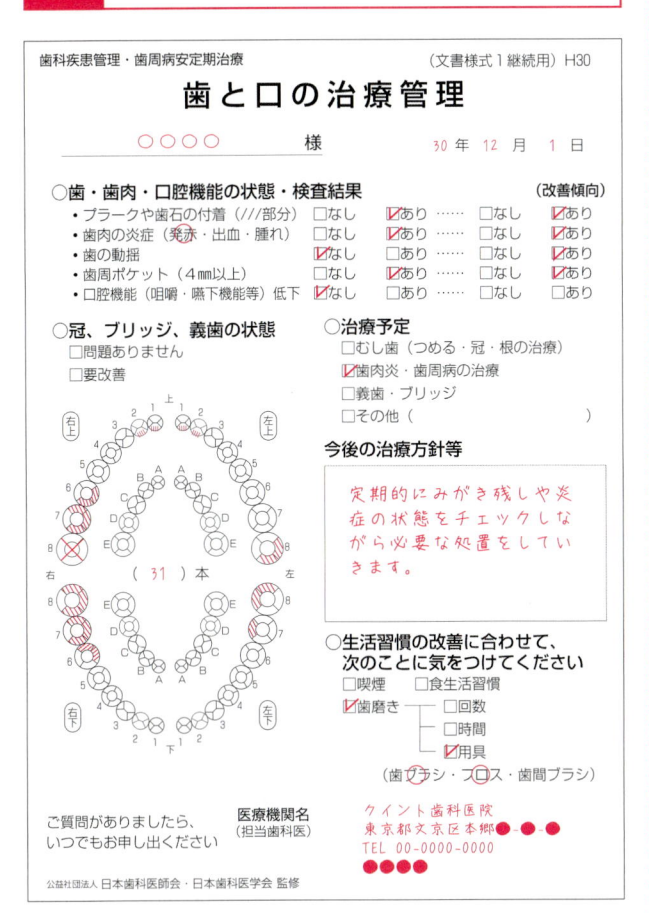

（ 31 ）本

ご質問がありましたら、　　医療機関名
いつでもお申し出ください　（担当歯科医）
　　　　　　　　　　　　　クイント歯科医院
　　　　　　　　　　　　　東京都文京区本郷●●●
　　　　　　　　　　　　　TEL 00-0000-0000

公益社団法人 日本歯科医師会・日本歯科医学会 監修

歯科衛生実地指導・訪問歯科衛生指導　　　　　　（文書様式 3）H30

口腔衛生管理

○○○○　　　　様　　　　　30 年 12 月 1 日

歯と歯肉の状態
□よく磨けています
☑磨き残しがあります（///部）
☑歯石がついています
☑歯ぐきに発赤・出血・腫れがあります

その他
☑舌苔（舌の汚れ）
□義歯下粘膜の汚れ
□その他（　　　　　　　　　　）

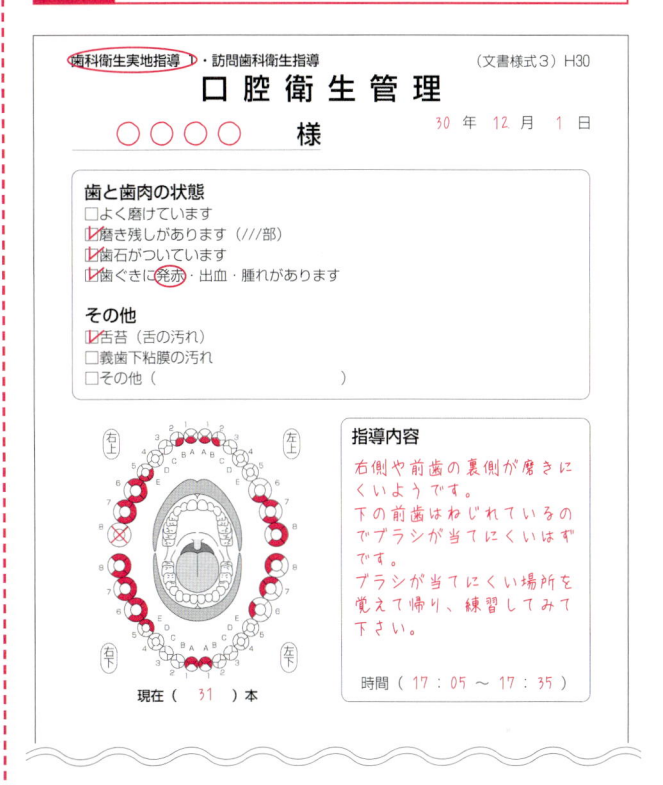

現在（ 31 ）本

指導内容

右側や前歯の裏側が磨きにくいようです。
下の前歯はねじれているのでブラシが当てにくいはずです。
ブラシが当てにくい場所を覚えて帰り、練習してみて下さい。

時間（ 17：05 〜 17：35 ）

---

9 歯周基本治療処置（P 基処）（45頁参照）

10 歯周基本検査（P 基検）（3 回目）（41、45頁参照）

歯周基本検査	31年 1 月 7 日															（歯数31本）
動揺度	✕	0	0	0	0	0	0	0	0	0	0	0	0	0	0
ポケットの深さ	5	5	4	4	4	4	4	4	4	4	4	4	4	4	4
部位	8	7	6	5	4	3	2	1	1	2	3	4	5	6	7	8
ポケットの深さ	4	4	4	4	4	3	3	3	3	3	3	4	4	4	4
動揺度	0	0	0	0	0	0	0	0	0	0	0	0	0	0	0

11 歯周病安定期治療（I）（SPT（I））　原則 3 か月に 1 回、1 口腔につき月 1 回　1 〜 9 歯 200点、10〜19歯250点、20歯以上350点

　一連の歯周基本治療等の終了後、歯周病検査およびその他の必要な検査により、一時的に病状が安定した状態であって、継続的な治療が必要と判断された患者に対し、病状の安定を維持し、治癒させることを目的としてプラークコントロール、機械的歯面清掃、スケーリング、SRP 等を主体とした治療を行うこと（歯周治療以外の治療は継続していても可）。歯科疾患管理料を算定している中等度以上（歯周ポケット 4 mm 以上）の歯周病を有する患者が対象。歯周基本治療等終了後、歯周病検査を行い、病状の安定を確認し、歯科疾患管理料もしくは歯科疾患在宅療養管理料にかかわる文書提供をした場合に開始する。3 か月に 1 回算定できる（歯周外科を実施した場合、全身疾患の状態により歯周病の症状に大きく影響を与えたり、歯周外科が実施できない場合、侵襲性歯周炎の場合は 3 か月以内も可）。

アドバイス　糖尿病患者に注意が必要な検査値

　糖尿病と歯周病の関係は無視できない。糖尿病の疑いのある患者が来院した場合は、検査を行うか、検査値について問診するのが好ましい。

血糖値	・空腹時 110mg/dL 未満かつ負荷後120分 140mg/dL 未満　▶正常
	・空腹時 126mg/dL 以上、負荷後120分 200mg/dL 以上、随時 200mg/dL 以上のいずれかに該当　▶糖尿病
	※いずれにも属さない境界型の人も糖尿病予備軍であり、注意が必要。
HbA1c（国際標準値）	・4.6〜6.2%　▶正常　・6.5%以上　▶糖尿病

症例 3　歯周治療〈メインテナンス〉

患者番号		患者名	負担割合	
0000		●●●●	● 割	

月　日	部　位	療　法　・　処　置	点　数	負担金徴収額
7/5		**再診＋明細**	48＋1	
	$\frac{7}{8}\!\not\!\!{+}\!\frac{8}{8}$　　7 6┃	7 6┃　腫脹、病状悪化につき SPT を中断		
		P 精検(別紙)　☞ 14	400	
	7 6┃	「電」(X-Ray)	58	
		歯間部の透過像やや目立つ		
		Rp）クラビット錠250mg　2T　3日間	43×3	
		処　調　薬情　☞ 15	42＋9＋10	
		歯管　文書提供加算(別紙)　☞ 16	100＋10	
		次回腫れた部位に外科的な処置を行うことを説明し、同意を得る		
		歯清　歯科衛生士 TT	68	
		次回　FOp		
7/12		**再診＋明細**	48＋1	
	7 6┃	OA(ジンジカイン)浸麻(歯科用キシロカイン Ct 1.8mL)	／	
		FOp　☞ 17	315×2	
		5針縫合、コーパック		
		Rp）メイアクト MS 錠　100mg　3T　分3　3日間	14×3	
		フロベン錠40　40mg　2T　3回分　疼痛時	3×3	
		処　調　薬情	42＋9＋10	
		次回　SP		
7/16		**再診＋明細**	48＋1	
	7 6┃	SP(H$_2$O$_2$、J)	／	
		次回　抜糸　SP		
7/20		**再診＋明細**	48＋1	
	7 6┃	パック除去　抜糸　SP(H$_2$O$_2$、J)	／	
	$\frac{7}{8}\!\not\!\!{+}\!\frac{8}{8}$	P 基処　H$_2$O$_2$	10	
		実地指 1 (別紙)　オペ部の磨き方を指示　☞ 18	80	
		次回　検査		
		H31年 7 月　実日数　4 日　計1,854点		
8/16		**再診＋明細**	48＋1	
	$\frac{7}{8}\!\not\!\!{+}\!\frac{8}{8}$	P 精検(別紙・略)	400	
		歯管　文書提供加算(文書略)	100＋10	
		実地指 1 (文書略)	80	
		SPT(Ⅰ)　再スケーリング　SP　TBI	350	
		次回　1か月後 SPT　☞ 19		
		H31年 8 月　実日数　1 日　計989点		
9/24		**再診＋明細**	48＋1	
	$\frac{7}{8}\!\not\!\!{+}\!\frac{8}{8}$	P 基検(別紙・略)	200	
		歯管	100	
		実地指 1 (文書略)	80	
		SPT(Ⅰ)　再スケーリング　SP　TBI	350	
		次回　1か月後 SPT		
		H31年 9 月　実日数　1 日　計779点		
		(以下略)		

12 歯科疾患管理料（2回目以降）（47頁参照）

SPT（Ⅰ）に入るために文書提供が必要。

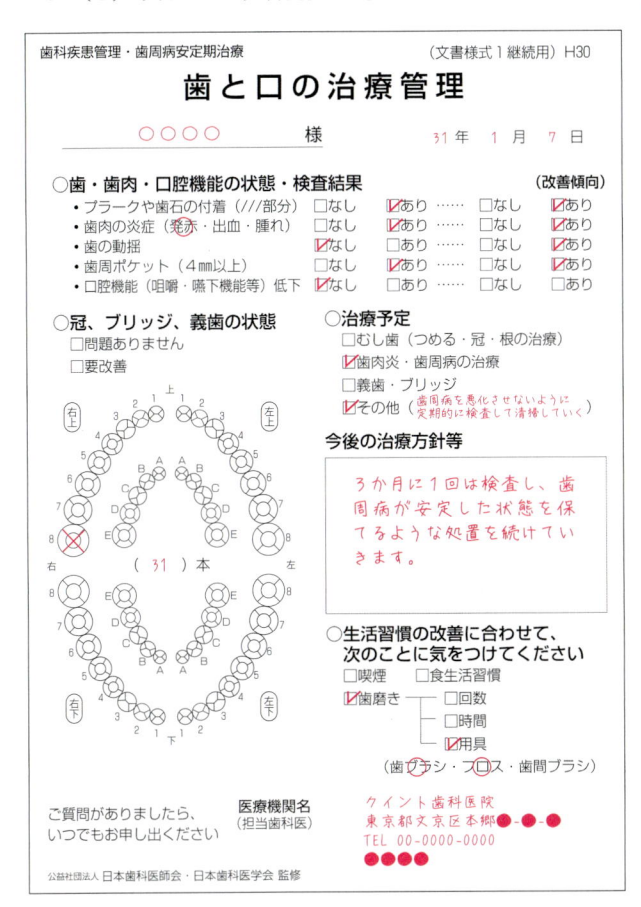

歯科疾患管理・歯周病安定期治療　　　　　　（文書様式1継続用）H30

歯 と 口 の 治 療 管 理

〇〇〇〇　　　　　　様　　　　　31 年　1 月　7 日

○歯・歯肉・口腔機能の状態・検査結果　　　　　（改善傾向）
- プラークや歯石の付着（///部分）　□なし ☑あり …… □なし ☑あり
- 歯肉の炎症（発赤・出血・腫れ）　□なし ☑あり …… □なし ☑あり
- 歯の動揺　☑なし □あり …… □なし ☑あり
- 歯周ポケット（4mm以上）　□なし ☑あり …… □なし ☑あり
- 口腔機能（咀嚼・嚥下機能等）低下　☑なし □あり …… □なし □あり

○冠、ブリッジ、義歯の状態
- □問題ありません
- □要改善

○治療予定
- □むし歯（つめる・冠・根の治療）
- ☑歯肉炎・歯周病の治療
- □義歯・ブリッジ
- ☑その他（歯周病を悪化させないように定期的に検査して清掃していく）

今後の治療方針等

ろか月に1回は検査し、歯周病が安定した状態を保てるような処置を続けていきます。

（ 31 ）本

○生活習慣の改善に合わせて、次のことに気をつけてください
- □喫煙　　□食生活習慣
- ☑歯磨き ── □回数
　　　　　 ├ □時間
　　　　　 └ ☑用具
（歯ブラシ・フロス・歯間ブラシ）

ご質問がありましたら、いつでもお申し出ください

医療機関名（担当歯科医）
クイント歯科医院
東京都文京区本郷●-●-●
TEL 00-0000-0000

公益社団法人 日本歯科医師会・日本歯科医学会 監修

---

13 歯科衛生実地指導料1（実地指1）（43頁参照）

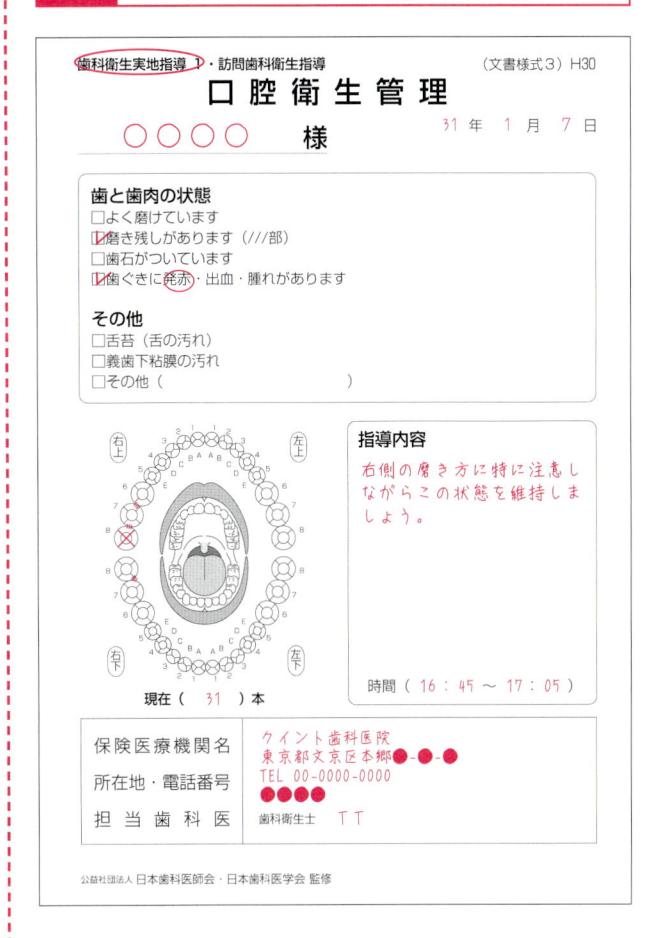

歯科衛生実地指導 ・訪問歯科衛生指導　　　（文書様式3）H30

口 腔 衛 生 管 理

〇〇〇〇　　　　　　様　　　　　31 年　1 月　7 日

歯と歯肉の状態
- □よく磨けています
- ☑磨き残しがあります（///部）
- □歯石がついています
- ☑歯ぐきに発赤・出血・腫れがあります

その他
- □舌苔（舌の汚れ）
- □義歯下粘膜の汚れ
- □その他（　　　　　　　　　）

指導内容

右側の磨き方に特に注意しながらこの状態を維持しましょう。

現在（ 31 ）本

時間（ 16：45 ～ 17：05 ）

保険医療機関名	クイント歯科医院
所在地・電話番号	東京都文京区本郷●-●-● TEL 00-0000-0000 ●●●●
担 当 歯 科 医	歯科衛生士　TT

公益社団法人 日本歯科医師会・日本歯科医学会 監修

---

14 歯周精密検査（P精検）（1回目）（53頁参照）

31 年 7 月 5 日

出血			✓	✓												
動揺度		1	1	0	0	0	0	0	0	0	0	0	0	0	0	
ポケットの深さ																
プラークの付着																
部位	8	7	6	5	4	3	2	1	1	2	3	4	5	6	7	8
プラークの付着																
ポケットの深さ																
動揺度	0	0	0	0	0	0	0	0	0	0	0	0	0	0	0	0
出血			✓													

---

15 薬剤情報提供料（薬情）（81頁参照）

アドバイス　SPT（Ⅰ）開始後に算定できる項目・できない項目

算定できる項目	・歯科再診料（再診） ・歯科疾患管理料（歯管） ・歯科衛生実地指導料1、2（実地指1、2） ・歯周病検査（P基検・P精検） ・TFix ・P急発時ポケット内薬剤注入は特定薬剤料のみ ・P急発時の切開・投薬 ・歯周外科手術（所定点数の50/100） ・歯周治療以外の治療 ・P以外の咬合調整
算定できない項目	・歯周基本治療 ・Pの咬合調整 ・機械的歯面清掃処置（歯清） ・在宅療養者専門的口腔衛生処置 ・計画的に実施するポケット内薬剤注入と歯周疾患処置（P処） ・P急発時のポケット内薬剤注入時のP処 ・歯周基本治療処置（P基処） ・歯周病部分的再評価検査（P部検） ・同月のSPT（Ⅱ）

症例3
歯周治療〈メインテナンス〉

16 歯科疾患管理料（歯管）（2回目以降）（47頁参照）

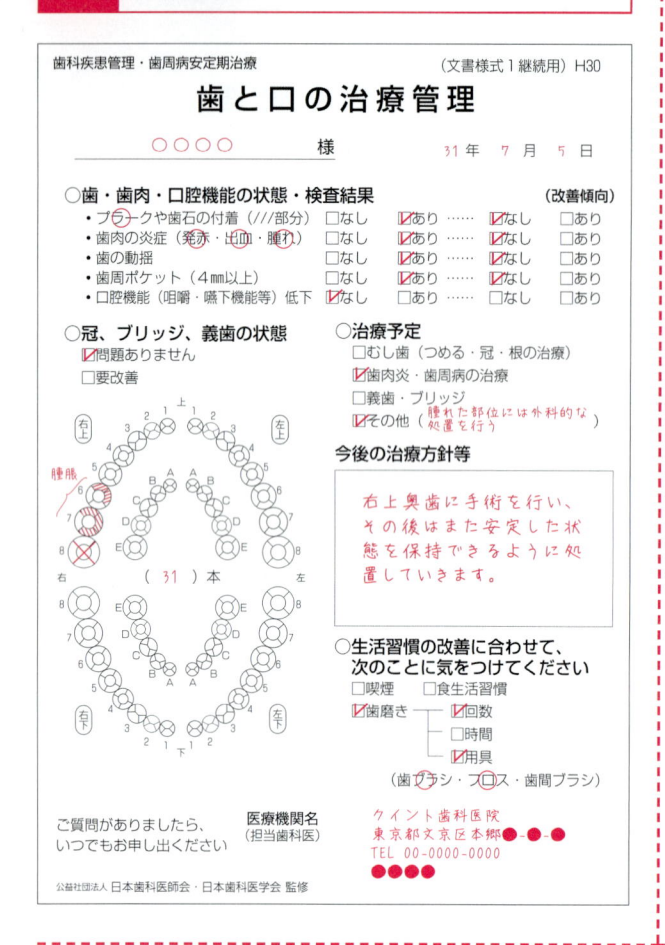

歯科疾患管理・歯周病安定期治療　　　　（文書様式1継続用）H30

歯と口の治療管理

〇〇〇〇　　様　　　31年　7月　5日

〇**歯・歯肉・口腔機能の状態・検査結果**　　　（改善傾向）
- プラークや歯石の付着（///部分）　□なし　☑あり…… ☑なし　□あり
- 歯肉の炎症（発赤・出血・腫れ）　□なし　☑あり…… ☑なし　□あり
- 歯の動揺　□なし　☑あり…… ☑なし　□あり
- 歯周ポケット（4mm以上）　□なし　☑あり…… ☑なし　□あり
- 口腔機能（咀嚼・嚥下機能等）低下　☑なし　□あり…… □なし　□あり

〇**冠、ブリッジ、義歯の状態**
☑問題ありません
□要改善

〇**治療予定**（つめる・冠・根の治療）
□むし歯（つめる・冠・根の治療）
☑歯肉炎・歯周病の治療
□義歯・ブリッジ
☑その他（腫れた部位には外科的な処置を行う）

今後の治療方針等

右上奥歯に手術を行い、その後はまた安定した状態を保持できるように処置していきます。

〇**生活習慣の改善に合わせて、次のことに気をつけてください**
□喫煙　　□食生活習慣
☑歯磨き ┬ ☑回数
　　　　 ├ □時間
　　　　 └ ☑用具
（歯ブラシ・フロス・歯間ブラシ）

ご質問がありましたら、いつでもお申し出ください

医療機関名（担当歯科医）
クイント歯科医院
東京都文京区本郷●-●-●
TEL 00-0000-0000

公益社団法人 日本歯科医師会・日本歯科医学会 監修

18 歯科衛生実地指導料1（実地指1）（43頁参照）

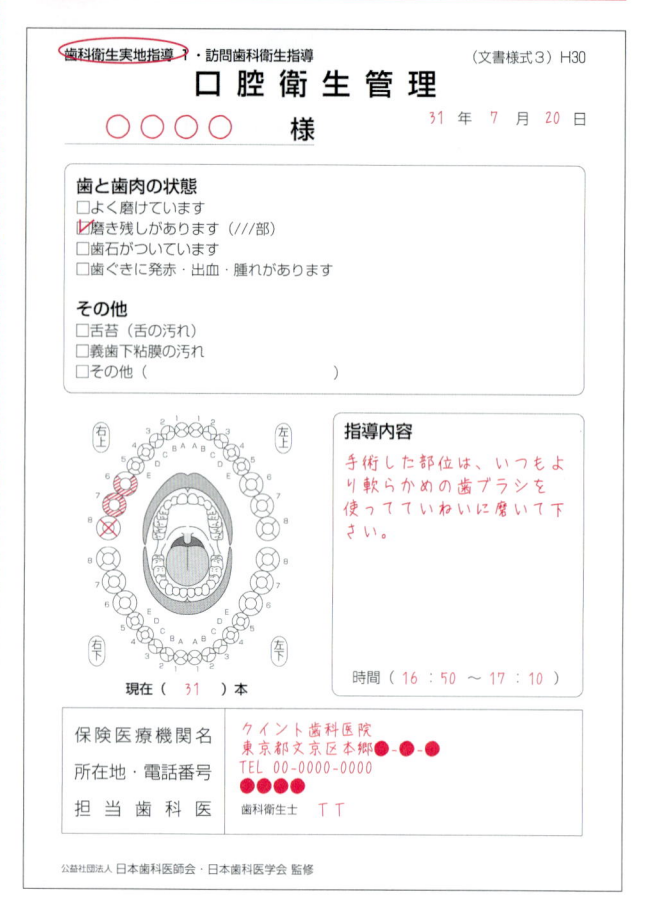

歯科衛生実地指導・訪問歯科衛生指導　　（文書様式3）H30

口腔衛生管理

〇〇〇〇　　様　　　31年　7月　20日

歯と歯肉の状態
□よく磨けています
☑磨き残しがあります（///部）
□歯石がついています
□歯ぐきに発赤・出血・腫れがあります

その他
□舌苔（舌の汚れ）
□義歯下粘膜の汚れ
□その他（　　　　　　　　　）

指導内容

手術した部位は、いつもより軟らかめの歯ブラシを使ってていねいに磨いて下さい。

時間（16：50 ～ 17：10）

現在（ 31 ）本

保険医療機関名	クイント歯科医院 東京都文京区本郷●-●-● TEL 00-0000-0000
所在地・電話番号	
担当歯科医	歯科衛生士　TT

公益社団法人 日本歯科医師会・日本歯科医学会 監修

17 SPT（Ⅰ）開始後に行う歯周外科は所定点数の50/100

このとき SPT（Ⅰ）の算定は中断する。

19 歯周外科を行った場合または、歯周病に大きな影響を与える全身疾患を有する場合などは3か月以内に SPT（Ⅰ）の算定可

アドバイス　歯周病にかかわる医学管理の要点

来院のつど、①病状や治療についての説明、②指導、③症状の経過、④臨床所見、⑤その評価のうち、必要な事項をカルテに記載する。

指導管理の項目	
1）歯周病の原因・進行状況・予後について	**4）歯肉のマッサージの指導**
①歯石との関係　②歯列との関係　③食片圧入、不良補綴物	①歯ブラシによるマッサージ法
④外傷性咬合、歯ぎしりとの関係	②チップによるマッサージ法
⑤全身疾患、遺伝的要素との関係　　など	③示指頭によるマッサージ法　　など
2）その日の検査・治療の説明について	**5）全身療法の指導**
①プラークの付着状況　②歯周ポケット　③X線像	①食事療法　②ビタミン療法　③ホルモン療法　　など
④治療内容と予後等　⑤処置とその後の注意　　など	
3）歯の清掃指導	**6）全身疾患との関係の指導**
①歯ブラシの選択と適正使用方法	①糖尿病　②ビタミン欠乏症　③血液疾患
②歯頸部の清掃法　③歯ブラシの乱用による障害	④女性の性周期にともなう変化　　など
④歯間腔の清掃法　⑤最後臼歯遠心面の清掃法	**7）生活の指導**
⑥歯列不正歯の清掃法　　など	①規律ある生活の励行　②調和のとれた食生活
	③精神的平衡との関係　　など

歯周治療の流れ

初　診

↓

歯周病検査1　診断、治療計画の立案
歯周基本検査、歯周精密検査、または混合歯列期歯周病検査

医学管理
（どの段階でも可）
- 情I　250点（診療困難な者にかかわる加算+100）
- 情II　500点（セカンドオピニオン）

医学管理
歯科疾患管理料（月1回）100点+10点（文書提供の場合）
- 初回は初診月から翌月までに算定
　ただし、特疾菅、歯在菅、（小児）訪問口腔リハ、歯科矯正管理料、周I、II、III算定の場合を除く

歯科疾患在宅療養管理料（月1回）
1. 歯援診1の場合　　320点
2. 歯援診2の場合　　250点
3. その他の場合　　　190点

歯科衛生実地指導料1（月1回）80点
歯科衛生実地指導料2（月1回）100点

処置
機械的歯面清掃処置 2か月に1回68点
特導、特加算定患者や妊婦は毎月算定可

処置
歯周基本治療処置（P基処）　10点
（1口腔につき月1回）
（歯周疾患処置の算定月を除く）

処置
歯周治療用装置
重度の歯周病の患者に対するP精検後に算定
冠形態（1歯につき）　　　50点
床形態（1装置につき）　750点

手術
❶ 歯周外科手術（1歯につき）
　※再手術も所定点数
1. 歯周ポケット掻爬術（ソウハ術）80点
2. 新付着手術　　　　　　　　160点
3. 歯肉切除手術（GEct）　　　320点
4. 歯肉剥離掻爬手術（FOp）　630点
　レーザー応用加算　　　　　+60点
　骨代用物質挿入の場合　　　+110点
　×部位数+骨代用物質材料料
5. 歯周組織再生誘導手術（GTR）
　+レーザー応用加算　　　　+60点
　骨代用物質挿入の場合　　　+110点
　×部位数+骨代用物質材料料
　1次手術　840点+メンブレン材料料
　2次手術　380点
6. 歯肉-歯槽粘膜形成手術
　1. 歯肉弁根尖側移動術　　600点
　2. 歯肉弁歯冠側移動術　　600点
　3. 歯肉弁側方移動術　　　770点
　4. 遊離歯肉移植術（手術単位）770点
　5. 口腔前庭拡張術（手術単位）2,820点

医学管理
歯周病患者画像活用指導料　10点
口腔内カラー写真2枚目以降1枚につき+10点5枚まで

検査
	基本検査（P基検）	精密検査（P精検）	混合歯列期歯周病検査（P混検）
1〜9歯	50点	100点	80点（歯数にかかわらず）
10〜19歯	110点	220点	
20歯以上	200点	400点	

（前回より1か月以内の検査は50/100）

- モチベーション
- プラークコントロール　・スケーリング
- プラークリテンションファクターの除去
- 外傷性因子の除去／是正

処置
	1/3顎	1/3顎増すごとに
スケーリング	68点	38点
再スケーリング	33点	19点

（50/100）

処置
- 歯周疾患処置（P処）P急発、糖尿病の場合（特定薬剤使用に限る）14点+特定薬剤料
- 咬合調整　　　　1〜9歯　　40点
　歯冠形態修正等　10歯以上　60点
- TFix（簡単）1顎につき　230点+装着材料料（エナメルボンドシステム　200点）
- ブラキシズムの治療　ナイトガード 1,650点
　　　　　　　　　　　アクチバトール式 2,150点

手術
頬・口唇・舌小帯形成術　560点

歯肉・歯槽粘膜形成術
- 歯肉弁側方移動術　　　770点
- 遊離歯肉移植術　　　　770点
- 口腔前庭拡張術　　　2,820点
歯周疾患以外の治療として行う場合は算定時期の制限はない

歯周病検査2
歯周基本検査または歯周精密検査

SRP（スケーリング・ルートプレーニング）
PCur（歯周ポケット掻爬）

処置
	前歯	小臼歯	大臼歯
SRP・PCur	60点	64点	72点
再SRP・再PCur	30点	32点	36点

（50/100）

歯周病検査3　治療計画の修正
歯周精密検査　　歯周基本検査または歯周精密検査

再SRP 再PCur ❸

歯周外科治療

部分的再評価検査

処置
歯周疾患処置（P処）（特定薬剤使用に限る）14点+特定薬剤料
4mm以上のポケットの場合、P検査後さらに1か月

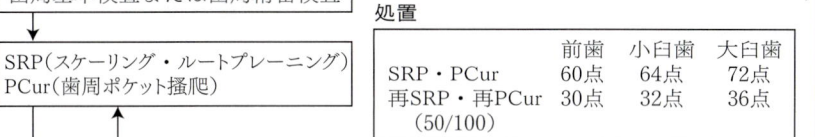

❸ 歯周精密検査の結果にもとづき歯周外科手術と並行して他部位の再SRP、再PCurを行うことはできる

処置
歯周外科を行った場合のTFix
簡単なもの　230点+装着材料料（または200点）
困難なもの　530点+装着材料料（または500点）
（　）はエナメルボンドシステム

検査
歯周病部分的再評価検査（1歯につき）15点
歯周外科手術を行った部位に対し手術後1回限り

歯周病検査4　SPT計画の立案
歯周精密検査

❶ ❷

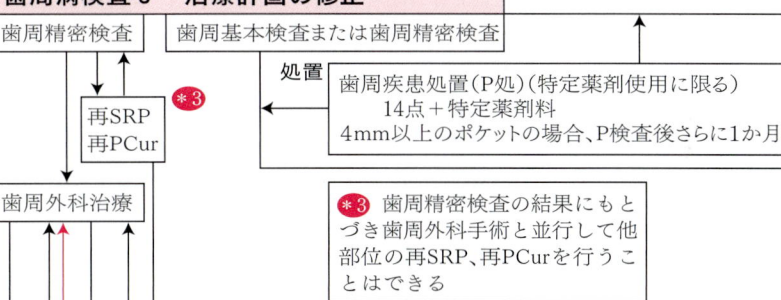

手術
❷ SPT（I）（II）後の歯周外科手術 50/100
1. ソウハ術　40点　　2. 新付着手術　80点
3. GEct　160点
4. FOp　315点（骨代用物質挿入の場合 +55点×部位数+骨代用物質材料料）
5. GTR　1次手術420点+メンブレン材料料
　　　　　2次手術190点
6. 歯肉歯槽粘膜形成術
　歯肉弁根尖側移動術　　　300点
　歯肉弁歯冠側移動術　　　300点
　歯肉弁側方移動術　　　　385点
　遊離歯肉移植術（手術野ごと）385点
　口腔前庭拡張術（手術野ごと）1,410点

処置
SPT（I）（原則3か月に1回、月1回）
1〜9歯 200点　10〜19歯 250点
20歯以上　350点
歯周外科後や全身疾患の状態などにより
3か月以内の算定も可
SPT（II）（月1回）（か強診に限る）
1〜9歯 380点　10〜19歯 550点
20歯以上 830点

SPT（I）は
- P部検
- Pの咬調
- P処、P基処
- 歯周基本治療（SC・SRP・PCur）
- 在宅等療養患者専門的口腔衛生処置
SPT（II）は上記に加え
- 歯周病患者画像活用指導料
- 歯周病検査を包括

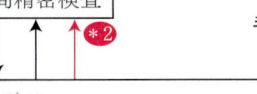

メインテナンス（健康管理）　←　治癒

部分床義歯

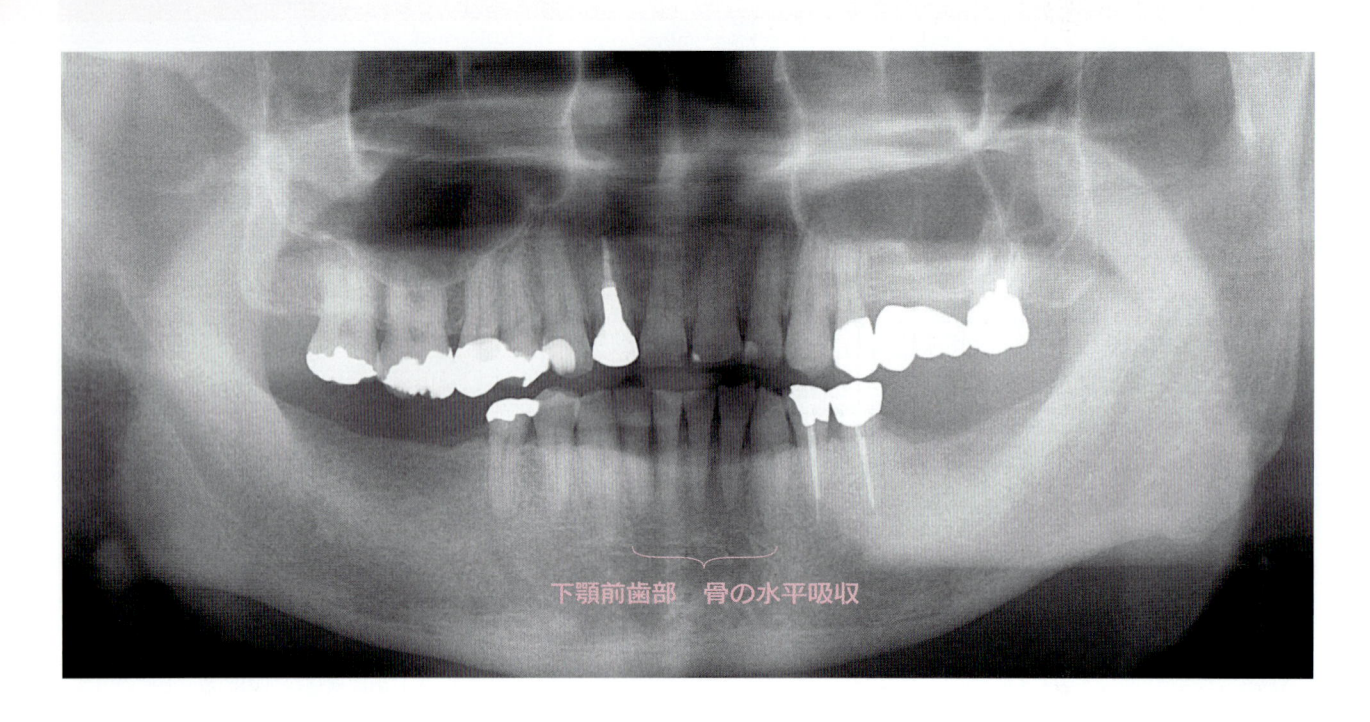

下顎前歯部　骨の水平吸収

患者番号	患者名	負担割合
0000	●●●●	● 割

月　日	部　位	療　法　・　処　置	点　数	負担金徴収額
30/10/1	7⏋4⏌7 / 5⏋⏌5	初診	237	
		全体的に歯肉の炎症があり、下顎に出血がみられる また、歯石の沈着がみられる　☞1		
		上顎⏌5 6 が欠損しており、④5 6 ⑦の Br が装着されている		
		下顎大臼歯がすべて欠損している		
		処置歯が多いがとくに二次カリエスのある歯はない		
		「パ電」(パノラマ X-Ray)	402	
		下顎前歯部に骨の水平吸収がみられる　☞2		
		カリエスがある歯はない。根管治療が必要な歯もない		
		歯周基本検査(1回目)(別紙)　☞3	200	
		歯科疾患管理料　文書提供加算(別紙)　☞4	100＋10	
		歯科衛生実地指導料1(文書略)　☞5	80	
		スクラビング法を指導・指示		
10/5		再診＋明細	48＋1	
	⏋5⏋⏌5	スケーリング	68＋38×2	
		全体的に歯石除去を行った後、7 6⏌6 7 欠損に義歯を製作する		
		機械的歯面清掃処置　歯科衛生士 MK　☞6	68	
	⏋5⏋⏌5	P 基処　SP(H₂O₂)　☞7	10	
10/12		再診＋明細	48＋1	
	7⏋4⏌7	スケーリング	68＋38×2	
		㊲　☞8	/	

◎初診時のカルテ（表面）および問診票

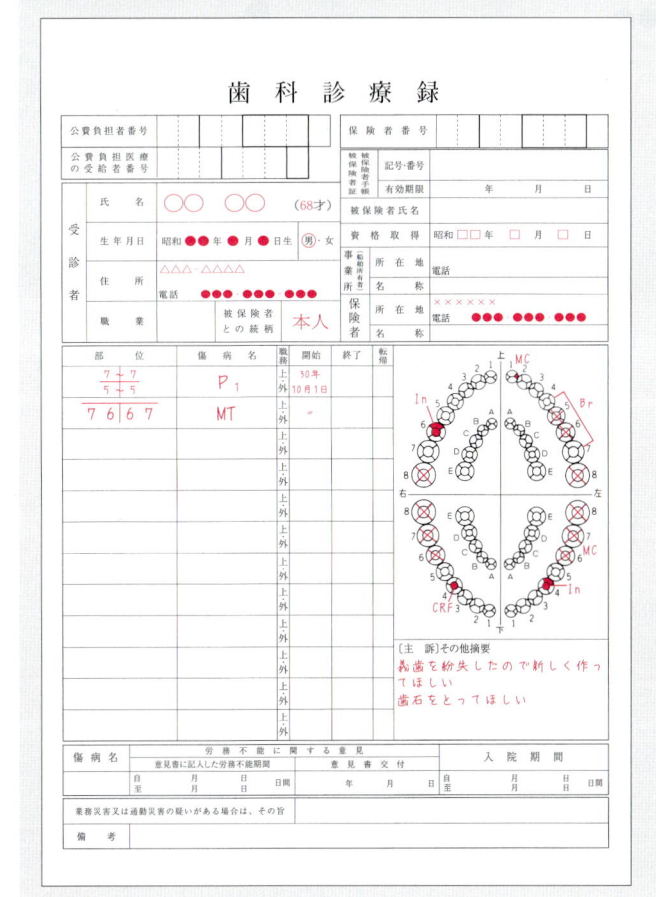

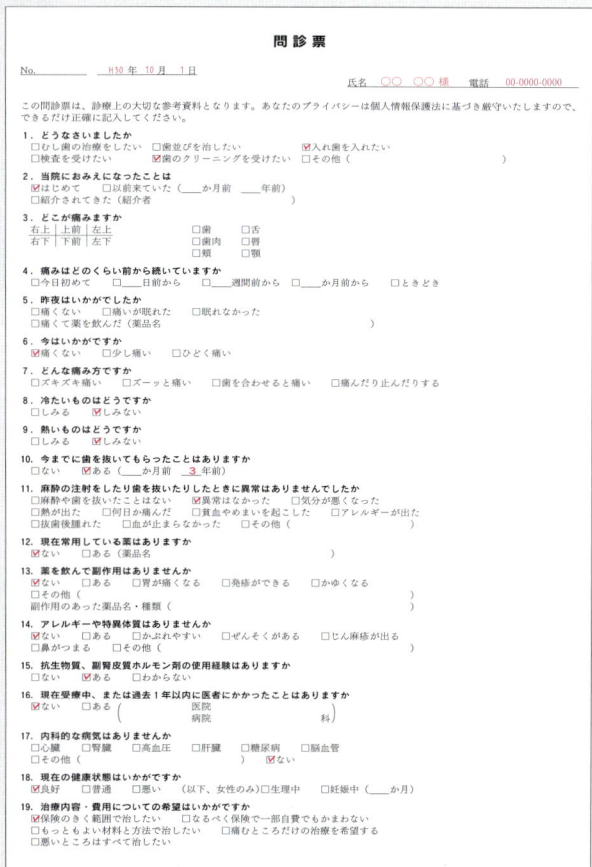

症例
4

部分床義歯

1　口腔内所見を記載する

2　読影所見を記載する（64頁パノラマX線写真参照）

3　歯周基本検査（P基検）（1回目）（41頁参照）

ただし、歯周基本検査においては、出血部位の記載は必須ではない。

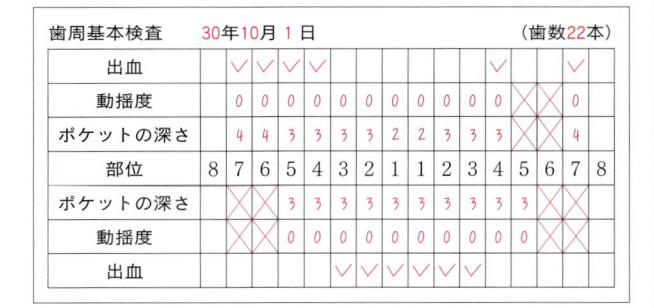

4　歯科疾患管理料（歯管）（1回目）（43頁参照）

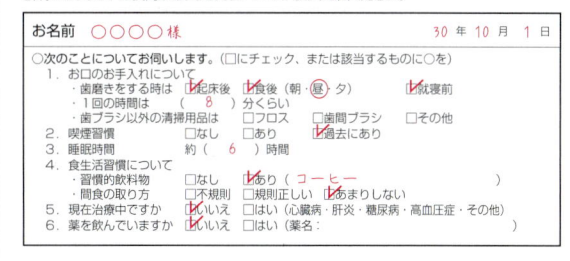

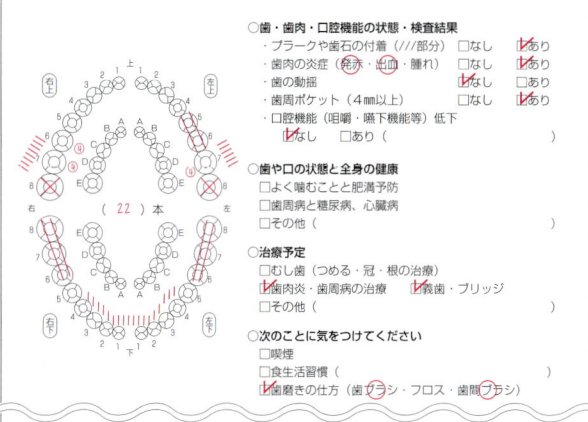

患者番号	患者名	負担割合
0000	●●●●	● 割

月　日	部　位	療　法　・　処　置	点　数	負担金徴収額
10/19		再診＋明細	48＋1	
	7 → 4 7 / 5 → 5	歯周基本検査（2回目）（別紙）　☞9	100	
		プラークコントロールは良好で、歯肉状態の改善がみられる		
		5、5　支台歯の骨植は良好		
	7 6｜6 7	補診（7 6｜6 7部分床義歯製作予定）　☞10	90	
		レスト座調整（5、5）	40	
		特殊印象（個人トレー＋シリコンラバー）　☞11	272	
10/26		再診＋明細	48＋1	
	7 6｜6 7	咬合採得（咬合床）	57	
		H30年10月　実日数　6日　計2,150点		
11/7		再診＋明細	48＋1	
	7 → 4 7 / 5 → 5	歯科疾患管理料　文書提供加算（別紙）　☞12	100＋10	
		歯科衛生実地指導料1（文書略）	80	
		歯間ブラシの指導・指示		
	7 → 4 7 / 5 → 5	P基処　SP（H₂O₂）	10	
	7 6｜6 7	義歯set（1床4歯）	646	
		硬質レジン歯	80	
		5、5　レスト付二腕鉤（12%金パラ鋳造鉤）	510×2	
		12%金パラ鋳造リンガルバー	1,207	
		新製有床義歯管理料（別紙）	190	
		装着の仕方、清掃法について指導　☞13		
11/12		再診＋明細	48＋1	
	7 6｜6 7	義歯調整（7部Dul調整）	／	
11/19		再診＋明細	48＋1	
	7 6｜6 7	義歯調整（咬合調整、7改善）	／	
		H30年11月　実日数　3日　計3,490点		
12/1		再診＋明細	48＋1	
	7 → 4 7 / 5 → 5	歯管（内容略）	100	
		P基処　SP（H₂O₂、J）	10	
	7 6｜6 7	歯科口腔リハビリテーション料1（1 有床義歯の場合）　☞14	104	
		（6部Dul調整）		
		H30年12月　実日数　1日　計263点		

5 歯科衛生実地指導料 1 (実地指 1) (43頁参照)

6 機械的歯面清掃処置 (歯清) (45頁参照)

7 歯周基本治療処置 (P 基処) (45頁参照)

8 スタディモデル (模)

　スタディモデルは、患者の歯や歯周組織の状態および咬み合わせの状態等を模型にして、立体的に把握する比較的簡単な検査である。平成22年4月の診療報酬改定より初・再診料に包括して評価されるようになり、別に算定できない。

9 歯周基本検査 (P 基検) (2 回目) (41、45頁参照)

歯周基本検査	30年10月19日														(歯数22本)
出血															
動揺度	0	0	0	0	0	0	0	0	0	0	0	0		0	
ポケットの深さ	4	4	3	3	3	2	2	2	2	2	3			4	
部位	8	7	6	5	4	3	2	1	1	2	3	4	5	6	7	8
ポケットの深さ			3	3	3	2	2	2	2	3	3	3			
動揺度			0	0	0	0	0	0	0	0	0	0			
出血															

10 補綴時診断料 (補診) (1 装置につき) (55頁参照)

　新製なので90点を算定する。

11 印象採得料 (特殊印象)　272点 (71頁参照)

　個人トレーおよび歯科用インプレッションコンパウンドを用いて筋圧形成を行い、ラバー系印象材等を用いて機能印象を行った場合は、特殊印象272点で算定する。

アドバイス **欠損歯数と補綴歯数が異なるケース**

　欠損補綴の歯数の数え方は欠損歯数によるのではなく、補綴人工歯数により算定する。カルテにはその旨記載する (例：$\overline{5\,6\,3}$ 歯分の間隙があり、$\overline{2\,1|5\,6\,4}$ 歯欠損病名で5歯補綴)。病名は歯式の重複記載によって表す場合もある (例：$\overline{2\,1|5\,5\,6}$ MT)。

　なお、必要とする場合に限り、補綴隙 (前歯部はレジン隙、白歯部は金属隙、いずれも1個につき 50点) を使用して差し支えない。ただし、総義歯では認められない。

12 歯科疾患管理料 (歯管) (2 回目以降) (47頁参照)

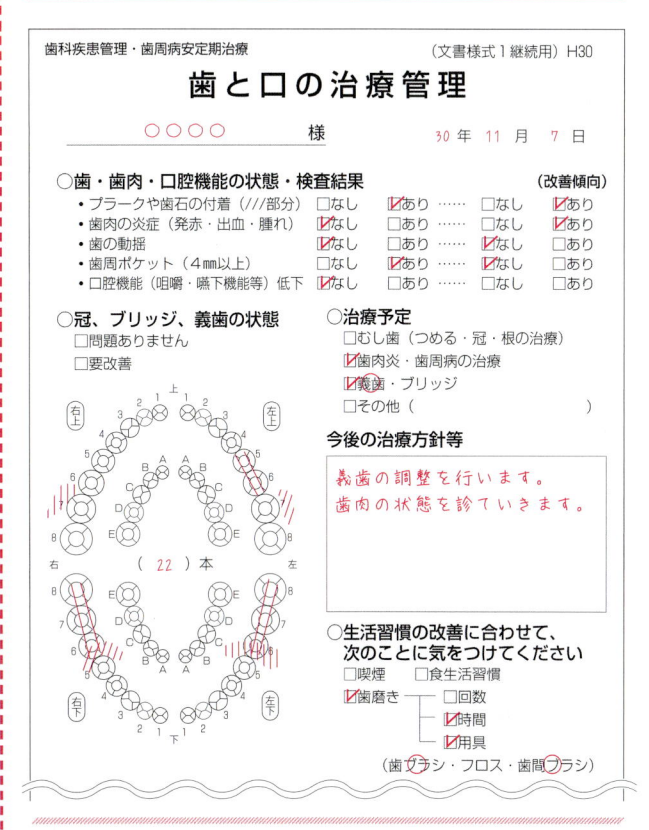

歯科疾患管理・歯周病安定期治療　　(文書様式1継続用) H30

歯と口の治療管理

〇〇〇〇　　　　様　　　30 年 11 月 7 日

〇歯・歯肉・口腔機能の状態・検査結果　　　(改善傾向)
- プラークや歯石の付着 (///部分)　□なし ☑あり …… □なし ☑あり
- 歯肉の炎症 (発赤・出血・腫れ)　☑なし □あり …… □なし ☑あり
- 歯の動揺　☑なし □あり …… ☑なし □あり
- 歯周ポケット (4mm以上)　□なし ☑あり …… ☑なし □あり
- 口腔機能 (咀嚼・嚥下機能等) 低下 ☑なし □あり …… □なし □あり

〇冠、ブリッジ、義歯の状態
□問題ありません
☑要改善

〇治療予定
□むし歯 (つめる・冠・根の治療)
☑歯肉炎・歯周病の治療
☑義歯・ブリッジ
□その他 (　　　　　)

今後の治療方針等

義歯の調整を行います。
歯肉の状態を診ていきます。

〇生活習慣の改善に合わせて、次のことに気をつけてください
□喫煙　□食生活習慣
☑歯磨き　┬□回数 ├☑時間 └☑用具
(歯ブラシ・フロス・歯間ブラシ)

アドバイス 歯科技工指示書の作成 (例 1 ：部分床義歯)

　指示書には、①患者の氏名、②設計、③作成の方法、④使用材料、⑤発行の年月日、⑥医療機関名、⑦発行した歯科医師の氏名および当該歯科医師の勤務する病院または診療所の所在地、⑧当該指示書による歯科技工が行われる場所が歯科技工所であるときは、その名称と所在地を記載する。

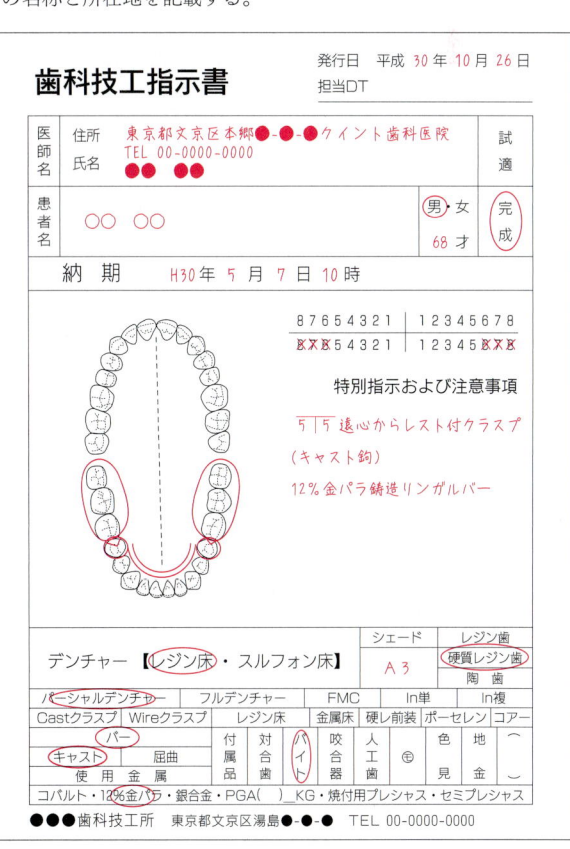

歯科技工指示書

発行日　平成 30 年 10 月 26 日
担当DT

| 医師名 | 住所 | 東京都文京区本郷●-●-●クイント歯科医院 | 試適 |
| | 氏名 | TEL 00-0000-0000　●● ●● | |

患者名　〇〇 〇〇　　　　(男)女 68才　　完成

納期　H30年 5 月 7 日 10時

87654321 ｜ 12345678
8×××54321 ｜ 12345×××

特別指示および注意事項

5|5 遠心からレスト付クラスプ (キャスト鉤)
12%金パラ鋳造リンガルバー

デンチャー　【レジン床・スルフォン床】　シェード A3　レジン歯 硬質レジン歯 陶歯

パーシャルデンチャー　フルデンチャー　FMC　In単　In複
Castクラスプ　Wireクラスプ　金属床　硬レ前装　ポーセレン　コアー
バー　付属品　対合品　咬合イ　人工歯　色地　〇
キャスト　屈曲　　　　　　　見　金
使用金属　　　　　　　　　　　
コバルト・12%金パラ・銀合金・PGA(　)　KG・焼付用プレシャス・セミプレシャス

●●●歯科技工所　東京都文京区湯島●-●-●　TEL 00-0000-0000

新たに製作した有床義歯を装着した日の属する月に適合をはかるための検査を行い、取り扱いなどについて必要な指導等を行い、その内容を文書により提供した場合に１回に限り算定する。困難な場合とは、①総義歯を新たに装着した場合または総義歯を装着している場合、②９歯以上の部分床義歯を装着し、かつその義歯以外は白歯部で垂直的咬合関係を有しない場合をいう。文書の写しはカルテに添付し、その内容以外に療養上必要な管理事項がある場合は、カルテに要点を記載する。

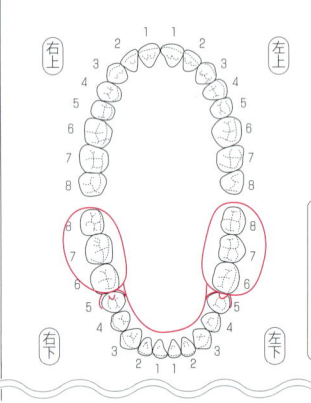

有床義歯を装着している患者に対して月１回算定する。困難な場合とは新製有床義歯管理料（義管）と同じ。調整方法、調整部位、指導内容の要点をカルテに記載する。なお、義管を算定した月は原則として算定できない。ただし、有床義歯の新製を前提に旧義歯の修理または調整を行って歯リハ１（１）を算定し、同月に同部位に新製有床義歯を装着した場合は義管を算定してもよい。

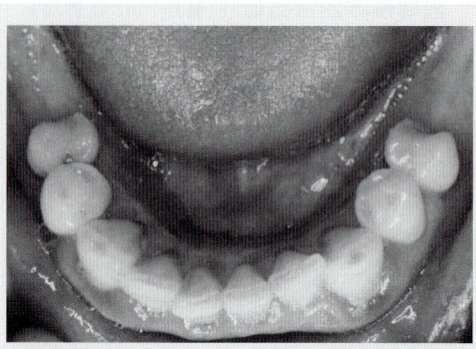

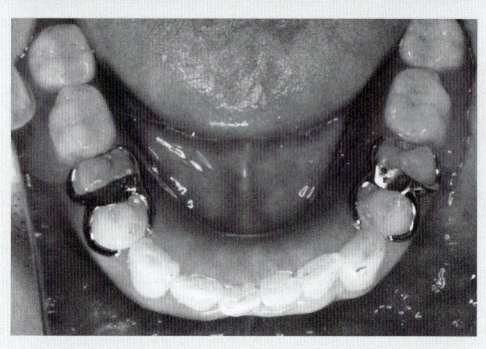

初診時（上）および義歯装着後（下）の口腔内（写真は参考別症例）

入れ歯（義歯）使用時の注意事項

入れ歯は皆さんの身体の一部となって働く貴重な道具です。
次の事柄にご注意になって大切にお使い下さい。

【取り扱い】
1．お寝み前には、入れ歯をお口からはずしてお寝み下さい。それ以外の時間はなるべくお口におさめておきましょう。
2．はずした入れ歯は透明なコップやプラスチック容器に入れ、入れ歯全体が十分に浸る様に水を入れて下さい。この容器は、ご家族にもよく見える場所に保管しましょう。はずした入れ歯は、ちり紙やハンカチに包んだまま保管しない様に、高い所から落したり、不注意にふみつぶして破折しない様にしましょう。
3．入れ歯は舌や唇でいたずらして、はずしたり遊ぶことのない様に。
4．入れ歯の合成樹脂が変形することがありますので、あまり熱いお湯（60℃以上）に浸けないで下さい。
5．入れ歯が合わない時には、自分で削ったり、バネを動かしたり、曲げることのない様にして下さい。

【食　事】
1．初めて入れ歯をお口に入れた時には、異物感があったり、うまく発音しにくいとか、食べ物が食べられないなど気になって、はずしたくなるものです。しかし10日間位のうちには慣れて楽しくお食事が出来る様になります。最初のうちは硬い物、噛み切りにくいものはさけて、軟らかい食べやすい物から、だんだんにならしていく様にして下さい。
2．餅、飴、チューインガムなど歯に粘りつく物を食べる時は十分ご注意下さい。入れ歯がはずれてしまうことがあります。食べ物と一緒に入れ歯をのみこまない様に、特にご高齢者の場合にはご注意下さい。餅などを食べる時には、小さく切って食べるなどご家族の皆様もご配慮下さいます様に。
3．お口の中の状態によって食べ物に制限が加わることがあります。

【清　掃　法】
1．毎食後20分以内に入れ歯をはずし、義歯清掃用歯ブラシで歯ミガキ粉、クリームなどを使用しないで清掃して下さい。一緒にお口の中も清掃して下さい。歯が残っている場合は、残っている歯とその周囲が特に汚れやすいものです。特に入念に刷掃しましょう。
2．入れ歯は硬いブラシでゴシゴシこすると合成樹脂の部分が磨耗しやすいのでご注意下さい。
3．歯ブラシが大きく完全に清掃できない場合は、小型の歯ブラシをご使用下さい。
4．汚れの取りにくい場合は、お寝み前にコップにぬるま湯（25℃〜30℃）を入れ、その中に入れ歯をつけ、義歯洗浄剤を1錠入れ、朝まで放置しておくと汚れが取れてすみずみまできれいになります。そのあと入れ歯を流水下で義歯清掃用歯ブラシを軽くあてながら清掃して下さい。
5．バネがついている場合、バネに強い力がかからない様にご注意のうえバネの周囲も入念に清掃して下さい。
6．小さい入れ歯を清掃する時にあやまって流れるのを防ぐために、流しには必ず栓をして下さい。
7．流しに落すと破折する場合がありますのでご注意下さい。

【痛みと腫れ】
痛みや腫れが激しい時には入れ歯をはずし、水の中に保管し来院時に忘れずご持参下さい。我慢できる程度でしたら来院１時間位前にお口に入れ、痛い所がわかる様にご来院下さい。

クイント歯科医院
東京都文京区本郷●・●・●
TEL 00-0000-0000
●●●●

新製有床義歯管理料と歯科口腔リハビリテーション料１ １ 有床義歯の場合との関係

1）有床義歯新製月の算定

新製有床義歯装着時に義管（190点または230点）を算定する。

なお、新製翌月以降は歯リハ１（1）（104点または124点）を算定する。新製月から１年を超えた場合も同様である。

2）有床義歯新製後にあらためて有床義歯を新製した場合の算定

❶ １年以内（別部位）

歯リハ１（1）（104点または124点）を算定する。

❷ １年を超えた場合（同一部位・別部位とも）

義管（190点または230点）を算定する。

3）義管と歯リハ１（1）の併算定

義管と歯リハ１（1）の同月での併算定は原則不可である。

ただし例外として、有床義歯の新製を前提に旧義歯の修理または調整を行った場合に歯リハ１（1）と義管の併算定は認められる。

4）別の医療機関で製作された有床義歯の取り扱い

新製月でも歯リハ１（1）（104点または124点）で算定する。

5）義歯新製以外（義歯修理、有床義歯内面適合法など）の場合の算定

歯リハ１（1）（104点または124点）で算定する。

6）有床義歯床下粘膜調整処置（T. コンデ）との関係

歯リハ１（1）（104点または124点）は T. コンデと同月の併算定可能である。

[義管と歯リハ１(1)の基本的な取り扱い]

ケース	取り扱い
新製有床義歯管理料を算定した患者について当該有床義歯の装着日に属する月から起算して１年以内の期間において、当該有床義歯の装着部位とは異なる部位に別の有床義歯の新製または裏装を行った場合	歯リハ１（1）を算定し、義管は算定できない
有床義歯の新製を前提に旧義歯の修理または調整を行う場合	同月内であっても、歯リハ１（1）算定後、有床義歯の新製後に義管を算定して差し支えない
有床義歯を新製した月と同月に、当該有床義歯とは別の欠損部位の有床義歯の修理または床裏装を行った場合	義管または歯リハ１（1）のいずれかにより算定する
有床義歯床下粘膜調整処置を行い、有床義歯の新製または床裏装を予定している場合	同月内であっても、当該処置に併せて歯リハ１（1）を算定して差し支えない。なお、歯リハ１（1）を算定した場合は、同月内に義管は算定できない
新製有床義歯管理料を算定した患者について、当該管理料を算定した日の属する月から起算して１年を超えた期間において、調整または指導を行った場合	歯リハ１（1）を算定する。ただし、この場合において、必要があって新たに製作した有床義歯を装着し、調整または指導を行った場合は義管を算定する
別の保険医療機関で製作した有床義歯の調整または指導を行った場合	装着する日の属する月であっても歯リハ１（1）により算定する

症例
4

部分床義歯

総義歯

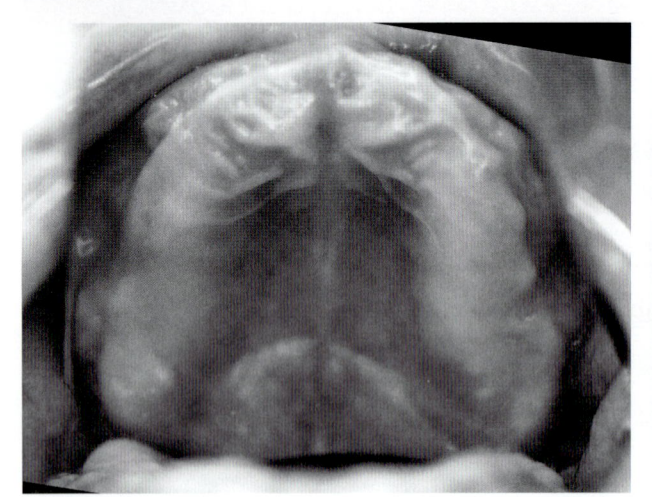
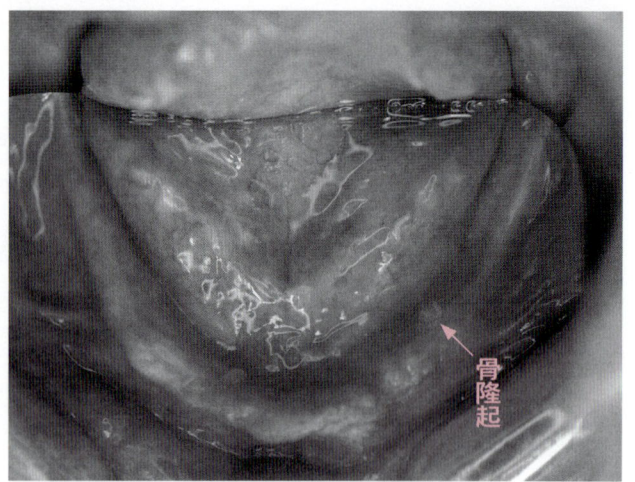

骨隆起

患者番号	患者名	負担割合
0000	●●●●	● 割

月　日	部　位	療　法　・　処　置	点　数	負担金徴収額
30/10/1		初診	237	
	7̅｜7̅	下顎左側舌側に骨隆起あり 臼歯部人工歯が咬耗しており低位咬合となっている 歯リハ1(1)(困難)　☞ 1 6̅ 7̅Dul　調整および咬合調整	124	
	7｜7 7̅｜7̅	㊢　☞ 2	／	
10/5		再診＋明細	48＋1	
	7｜7 7̅｜7̅	左下 Dul は良好、痛みはなくなった 上下顎堤は良好 補診(上下総義歯製作予定)　☞ 3 特殊印象(個人トレー＋シリコンラバー)　☞ 4	90×2 272×2	
10/12		再診＋明細	48＋1	
	7｜7 7̅｜7̅	BT(咬合床)	283×2	
10/19		再診＋明細	48＋1	
	7｜7 7̅｜7̅	顎運動関連検査 GoA　口腔内ゴシック アーチトレーサー　☞ 5	380	
10/26		再診＋明細	48＋1	
	7｜7 7̅｜7̅	TF 仮床の適合は良好および咬合状態も良好 前歯部のオーバーバイトを1mm ほど大きくとって完成してもらう	190×2	
		H30年10月　実日数　5日　計2,607点		

◎初診時のカルテ（表面）および問診票

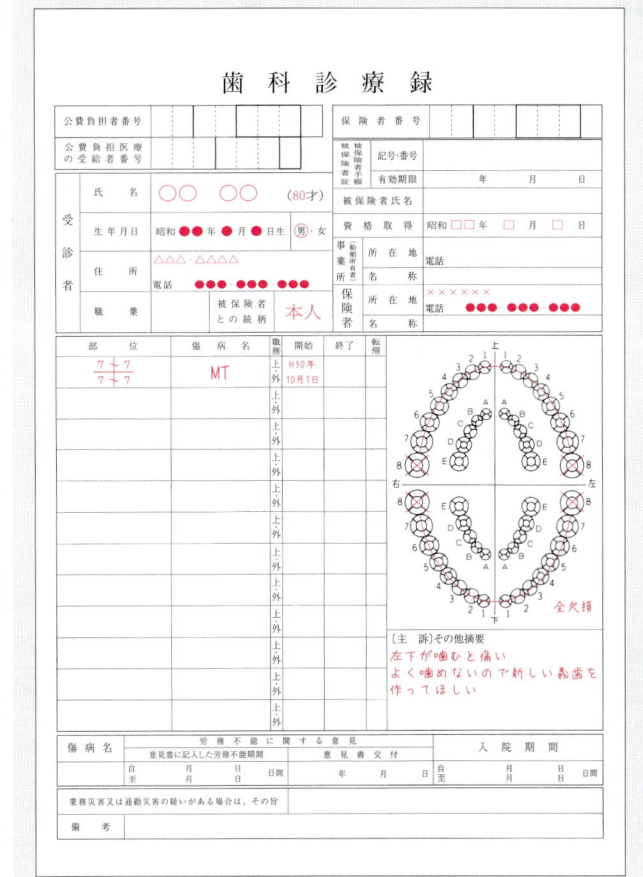

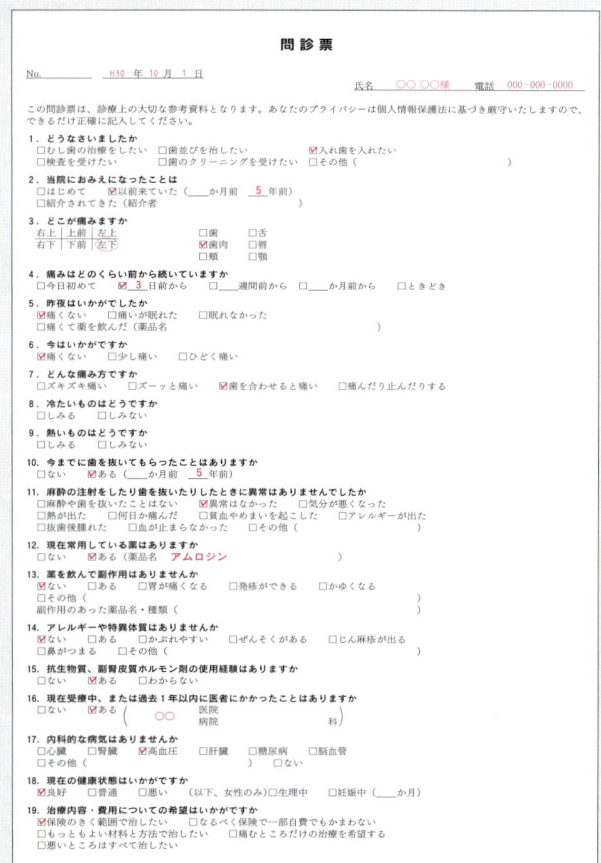

症例 5

総義歯

---

1 歯科口腔リハビリテーション料1
1 有床義歯の場合（歯リハ1（1））（68頁参照）

2 スタディモデル（模）（67頁参照）

3 補綴時診断料（補診）（55頁参照）

4 印象採得料（特殊印象）　272点

レジン系印象材またはラバー系印象材等を用いて咬合圧印象を行った場合、またフレンジテクニック、マイオモニターによる印象または個人トレーおよび歯科用インプレッションコンパウンドを用いて筋圧形成を行いラバー系印象材等を用いて機能印象を行った場合などは、特殊印象272点で算定する。なお個人トレーを用いユージノールペーストを使用して印象採得を行った場合は連合印象230点の算定となる。

5 顎運動関連検査　1装置につき380点（1回に限り）

ゴシックアーチ描記法（GoA）は、多数歯欠損等であって、上顎に対する下顎の位置が不明確な患者に対し、咬合採得時の水平的顎位を決めるためにゴシックアーチトレーサーを用いて、口外法または口内法で描記した場合に算定する。このとき、測定結果を転写する等の手段によりカルテに記載しなければならない。

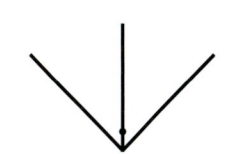

患者番号		患者名	負担割合
0000		●●●●	● 割

月　日	部　位	療　法　・　処　置	点　数	負担金徴収額
11/7		再診＋明細	48＋1	
	7⨽7 / 7⨽7	上下総義歯 set	2,402×2	
		人工歯　前歯：硬質レジン歯	61×2	
		臼歯：硬質レジン歯	80×2	
		新製有床義歯管理料(困難)(別紙)　☞ **6**	230	
		義歯の清掃法、保存法、食事のとり方について指導		
11/14		再診＋明細	48＋1	
	7⨽7 / 7⨽7	義歯調整(7 6、6 7 舌側 Dul 部調整)	／	
11/21		再診＋明細	48＋1	
	7⨽7 / 7⨽7	義歯調整(7、7 頬側 Dul 部調整)	／	
11/28		再診＋明細	48＋1	
	7⨽7 / 7⨽7	義歯調整(上顎口蓋部調整および咬合調整)	／	
		H30年11月　実日数　4 日　計5,512点		
12/4		再診＋明細	48＋1	
	7⨽7 / 7⨽7	歯リハ 1 (1) (困難)　☞ **7**	124	
		痛いところはなくなった		
		咬合調整を行った。問題がなければ半年後にリコール		
		H30年12月　実日数　1 日　計173点		

アドバイス　その他の顎運動関連検査

顎運動関連検査には、ゴシックアーチ描記法のほかに以下の方法があり、同様に１装置につき１回に限り380点を算定する。

１）下顎運動路描記法（MMG）
❶多数歯欠損の有床義歯製作時の下顎位の決定を行うために、マンディブラキネジオグラフを用いた場合に算定する。
❷測定結果を転写する等の手段によりカルテに記載した場合に限り算定できる。
❸顎関節症の診断にも有効だが、この場合算定は認められない。

２）チェックバイト検査（ChB）
❶チェックバイト検査(ChB)は、多数歯欠損等であって下顎の偏心運動時の歯による下顎の誘導の状態が不明確な患者に対し、顔弓(フェイスボウ)を使用して顎関節に対する上顎の位置関係を記録し、ワックス等の記録材を用いて咬頭嵌合位または中心位のほかに、下顎の前方位および側方位での上下顎関係を採得したうえで、上下顎模型を付着した半調節性咬合器を使用して顆路傾斜度を測定した場合に算定する。
❷測定結果を、カルテに記載した場合に限り算定できる。
❸顎関節症の咬合診断には認められない(欠損部補綴時のみ算定可)。

３）パントグラフ描記法（Ptg）
❶全調節性咬合器を使用する場合に、下顎の前方運動と側方運動を水平面と矢状面に連続的な運動経路として描記した場合に算定する。
❷測定結果を、転写する等の手段によりカルテに記載した場合に限り算定できる。

6 新製有床義歯管理料（義管）（68頁参照）

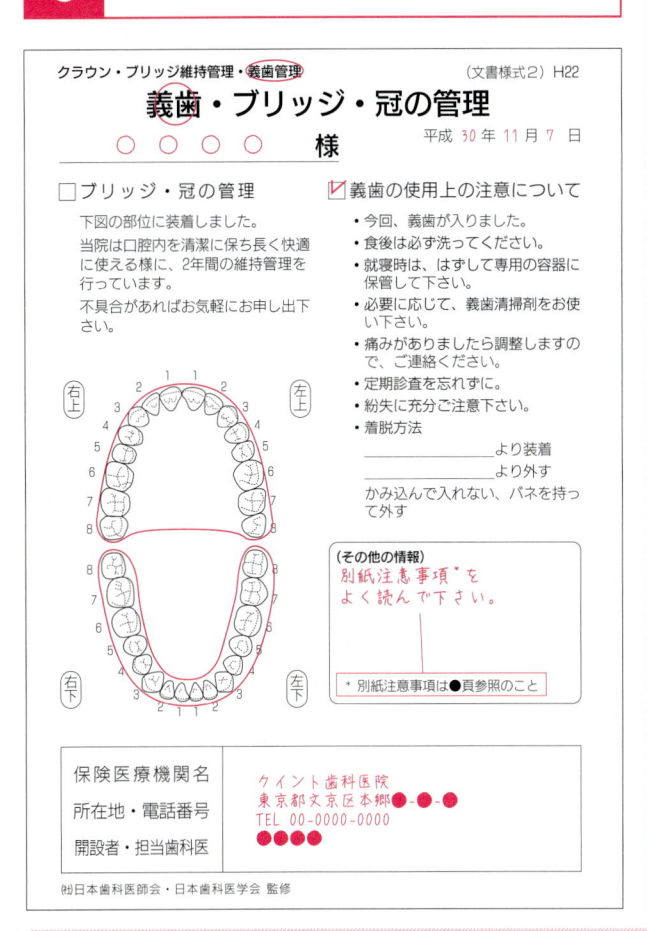

クラウン・ブリッジ維持管理・義歯管理　　　（文書様式2）H22

義歯・ブリッジ・冠の管理

○　○　○　○　様　　　平成 30 年 11 月 7 日

☐ **ブリッジ・冠の管理**

下図の部位に装着しました。
当院は口腔内を清潔に保ち長く快適
に使える様に、2年間の維持管理を
行っています。
不具合があればお気軽にお申し出下
さい。

☑ **義歯の使用上の注意について**

・今回、義歯が入りました。
・食後は必ず洗ってください。
・就寝時は、はずして専用の容器に
　保管して下さい。
・必要に応じて、義歯清掃剤をお使
　い下さい。
・痛みがありましたら調整しますの
　で、ご連絡ください。
・定期診査を忘れずに。
・紛失に充分ご注意下さい。
・着脱方法

　_____より装着
　_____より外す
　かみ込んで入れない、バネを持っ
　て外す

（その他の情報）

別紙注意事項＊を
よく読んで下さい。

＊ 別紙注意事項は●頁参照のこと

保険医療機関名	クイント歯科医院
所在地・電話番号	東京都文京区本郷●-●-● TEL 00-0000-0000
開設者・担当歯科医	● ● ● ●

㈳日本歯科医師会・日本歯科医学会 監修

7 歯科口腔リハビリテーション料1
1　有床義歯の場合（歯リハ1（1））（68頁参照）

有床義歯の管理等を行った場合は月1回算定できる。なお、有床義歯にかかわる治療のみを行う場合は歯科疾患管理料（歯管）は算定できない。

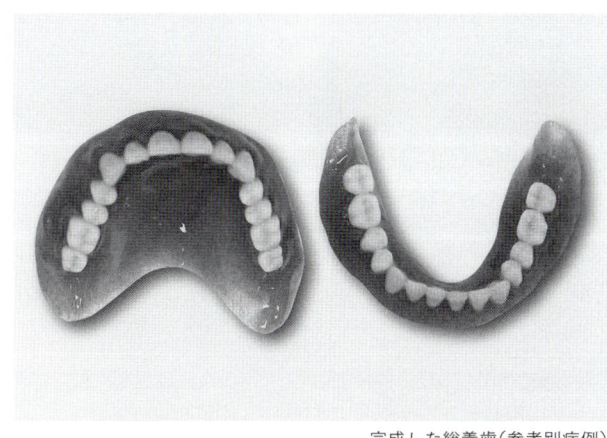

完成した総義歯（参考別症例）

症例5　総義歯

アドバイス　**歯科技工指示書の作成（例2：総義歯）**

歯科技工指示書は歯科技工士にわかりやすく記載すること。

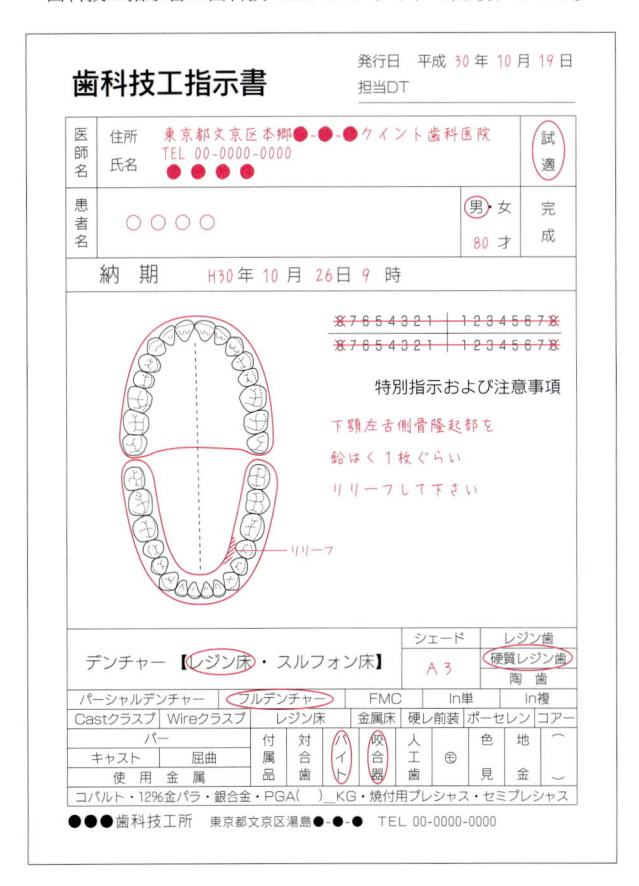

歯科技工指示書

発行日　平成 30 年 10 月 19 日
担当DT

医師名	住所	東京都文京区本郷●-●-●クイント歯科医院	試適
	氏名	TEL 00-0000-0000　● ● ● ●	

患者名	○ ○ ○ ○	男・女　80才	完成

納　期　H30年 10月 26日 9 時

8 7 6 5 4 3 2 1 | 1 2 3 4 5 6 7 8
8 7 6 5 4 3 2 1 | 1 2 3 4 5 6 7 8

特別指示および注意事項

下顎左側骨隆起部を
鉛はく 1枚ぐらい
リリーフして下さい

─リリーフ

デンチャー 【レジン床・スルフォン床】		シェード A3	レジン歯 硬質レジン歯 陶　歯
パーシャルデンチャー	フルデンチャー	FMC	In単　In複
Castクラスプ	Wireクラスプ	レジン床	金属床 硬レ前装 ポーセレン コアー

バー		付属品	対合歯	バイト	咬合器	人工歯	㊛	色地 金	見 金
キャスト	屈曲			ロ・イ					
使用金属									

コバルト・12%金パラ・銀合金・PGA（　）_KG・焼付用プレシャス・セミプレシャス

●●●●歯科技工所　東京都文京区湯島●-●-●　TEL 00-0000-0000

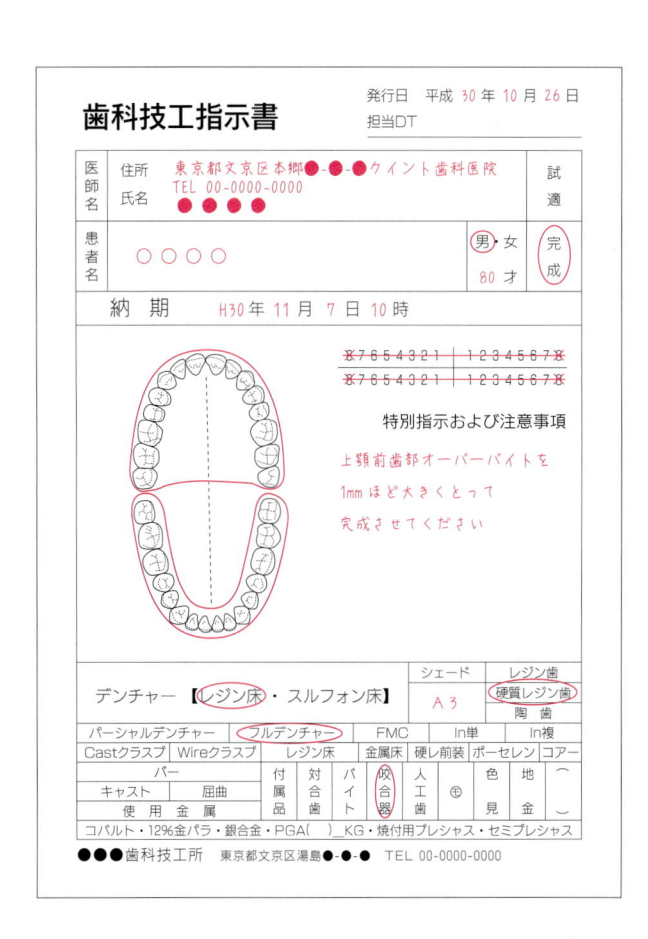

歯科技工指示書

発行日　平成 30 年 10 月 26 日
担当DT

医師名	住所	東京都文京区本郷●-●-●クイント歯科医院	試適
	氏名	TEL 00-0000-0000　● ● ● ●	

患者名	○ ○ ○ ○	男・女　80才	完成

納　期　H30年 11月 7日 10 時

8 7 6 5 4 3 2 1 | 1 2 3 4 5 6 7 8
8 7 6 5 4 3 2 1 | 1 2 3 4 5 6 7 8

特別指示および注意事項

上顎前歯部オーバーバイトを
1mmほど大きくとって
完成させてください

デンチャー 【レジン床・スルフォン床】		シェード A3	レジン歯 硬質レジン歯 陶　歯
パーシャルデンチャー	フルデンチャー	FMC	In単　In複
Castクラスプ	Wireクラスプ	レジン床	金属床 硬レ前装 ポーセレン コアー

バー		付属品	対合歯	バイト	咬合器	人工歯	㊛	色地 金	見 金
キャスト	屈曲								
使用金属									

コバルト・12%金パラ・銀合金・PGA（　）_KG・焼付用プレシャス・セミプレシャス

●●●歯科技工所　東京都文京区湯島●-●-●　TEL 00-0000-0000

小児の治療

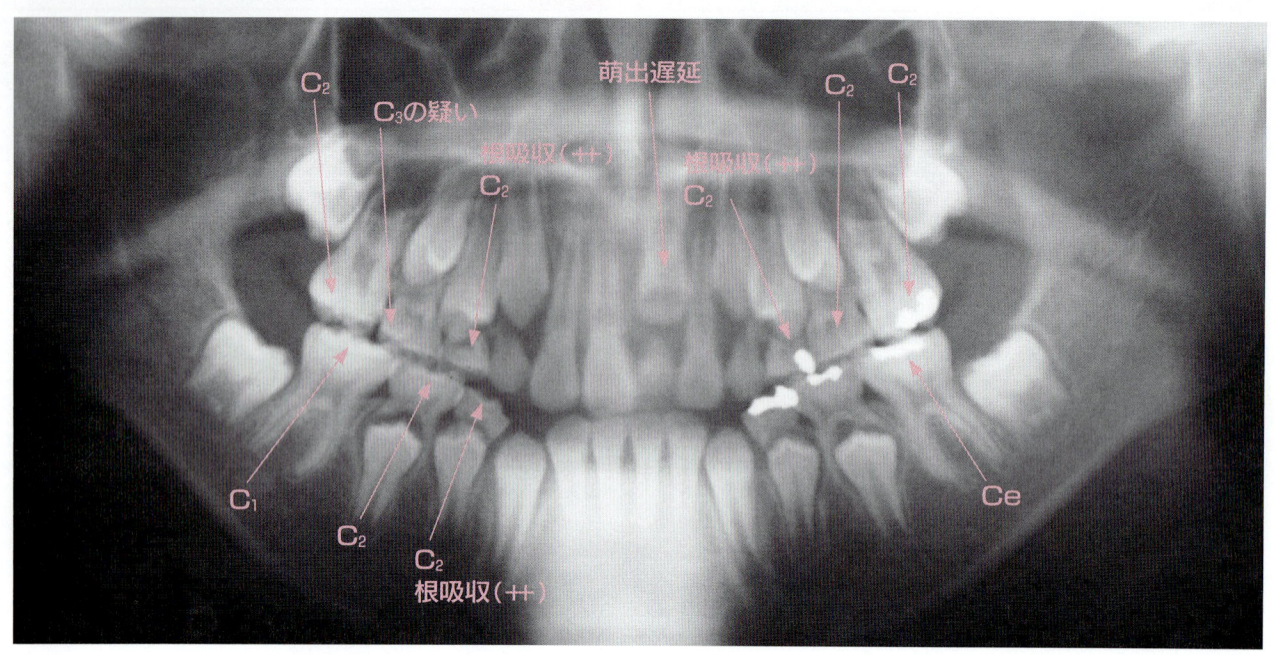

患者番号	患者名	負担割合
0000	●●●●	● 割

月 日	部 位	療法・処置	点 数	負担金徴収額
30/10/2		**初診**	237	
		矯正歯科よりむし歯治療を依頼された ☞**1**		
		歯の磨き方も指導してほしい		
	6EDC21|A2CDE6 6ED 21|12 DE6	「パ電」(パノラマ X-Ray)	402	
		6 E D|E にう蝕、D 6 に二次う蝕あり		
		E|のう窩は髄角にかかっている		
		プラークが多く、2＋2 には歯石付着、 ☞**2**		
		全体的に歯肉が発赤・腫脹している		
		6|6 は初期う蝕あり　D|D部は根吸収(++)　1 萌出遅延		
		混合歯列期歯周病検査(P 混検) (別紙) ☞**3**	80	
		歯科疾患管理料(歯管)　文書提供加算(別紙) ☞**4**	100＋10	
		う蝕処置と下顎前歯の除石、TBI を行う		
		機械的歯面清掃処置(歯清)　　歯科衛生士 MK ☞**5**	68	
		実地指 1 (別紙) ☞**6**	80	
		染め出して汚れを確認させるように指示		
	E D|	う蝕処置(う蝕)　　グセ	18×2	
		次回　6 E|のう蝕処置　D|T.EXT		
10/9		**再診＋明細**	48＋1	
	6 E|	OA(ジンジカイン)浸麻(歯科用キシロカイン Ct 1.0mL)	30＋10	
		ラバーダム		
		CR 除去　　E|は露髄	20×2	
	E|	生活歯髄切断(生切)　H₂O₂　パルパック V　グセ ☞**7**	270	
	E|	KP	86	
		光 CR 充　E|：OM ☞**8**	156＋29	
	6|	う蝕歯即時充填形成(充形)	126	
		光 CR 充　6|：OM	156＋29	
	D|	T.EXT	130	
		次回　6 E|　う蝕処置　D|T.EXT		

◎初診時のカルテ（表面）および問診票

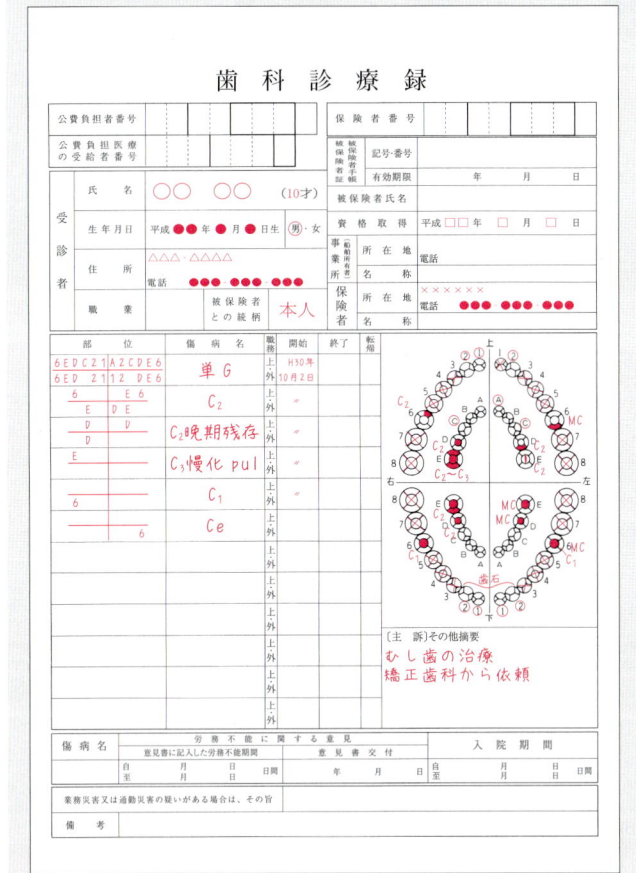

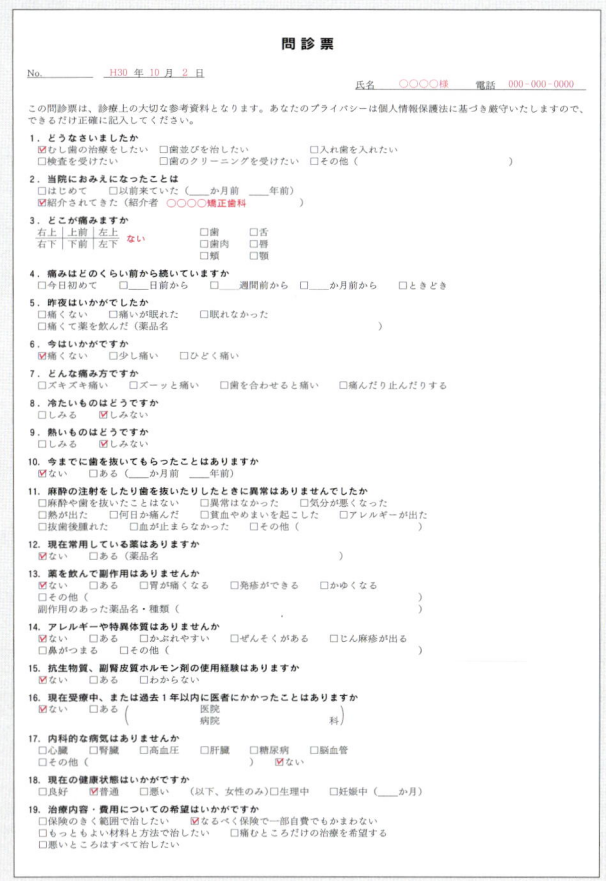

症例6 小児の治療

---

1 紹介元の依頼事項等を記載する

2 読影所見を記載する（74頁パノラマX線写真参照）

3 混合歯列期歯周病検査（P混検）　80点

　混合歯列期歯周病検査（P混検）80点は乳歯列期、混合歯列期の患者に対して、歯肉の発赤・腫脹の状態および歯石沈着の有無を確認し、プラークチャートを用いたプラークの付着状況と、プロービング時の出血の有無を検査した場合に算定する。

　混合歯列期であっても通常の歯周基本検査(41頁参照)で算定することも可。その場合、永久歯の総数に応じた区分で算定する。

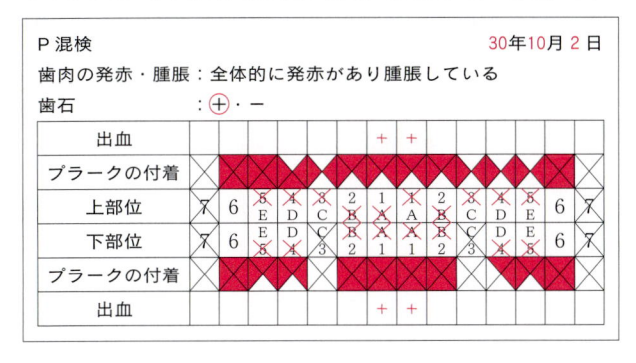

4 歯科疾患管理料（歯管）（1回目）（43頁参照）

患者番号	患者名		負担割合
0000	●●●●		● 割

月　日	部　位	療　法・処　置	点　数	負担金徴収額
10/16		再診＋明細	48＋1	
	$\overline{6\,E|}$	OA（ジンジカイン）浸麻（歯科用キシロカイン Ct 1.0mL）	／	
		ラバーダム　$\overline{6|}$　初期う蝕早期充填処置（シーラント）　歯面清掃後にティースメイト（O）　☞ **9**	145	
		充形	126	
		光CR充　$\overline{E|}$：OM	156＋29	
	$\overline{D|}$	T.EXT	130	
		次回　$\underline{E}\,6$　う蝕処置　$\underline{D}$　T.EXT		
10/23		再診＋明細	48＋1	
	$\underline{E}\,6$	OA（ジンジカイン）浸麻（歯科用キシロカイン Ct 1.0mL）	／	
		ラバーダム		
	$\underline{E}\,6$	充形	126×2	
		光CR充　$\underline{6}$：OM　$\underline{E}$：MOD	156×2＋29×2	
	$\underline{D}$	T.EXT	130	
		次回　$\overline{2\,\underline{+}\,2}$　スケーリング		
10/30		再診＋明細	48＋1	
	$\overline{2\,\underline{+}\,2}$	スケーリング	68	
		TBI　$\dfrac{6|6}{6|6}$の磨き方		
	$\overline{2\,\underline{+}\,2}$	P 基処　　H_2O_2　☞ **10**	10	
		次回　TBI　$\underline{6}$　シーラント		

H30年10月分　実日数　5 日　計3,687点

月　日	部　位	療　法・処　置	点　数	負担金徴収額
11/7		再診＋明細	48＋1	
	$\underline{6}$	B 面に白濁あり		
		歯面清掃後に口腔内写真撮影		
		フッ化物歯面塗布処置（フルオールゼリー歯科用2％）　☞ **11**	130	
		歯管　文書提供加算（別紙）　☞ **12**	100＋10	
		家庭での保護者磨きの必要性を保護者に説明		
		3か月に1回塗布をくり返し変化をみる旨説明		
		実地指1（別紙）　☞ **13**	80	
		手鏡を持って歯磨きさせるように指示		
	$\overline{2\,\underline{+}\,2}$	P 基処　　H_2O_2	10	

H30年11月分　実日数　1 日　計379点

アドバイス **明細書の交付について**

　明細書無料発行推進の観点から、電子レセプト請求を行っている歯科診療所は、歯科診療報酬点数表の各部単位で金額の内訳のわかる明細書（右参照）を無償で交付することが義務づけられている。交付にあたっては患者のプライバシー等にも配慮し、その旨院内掲示等により明示する。また、発行を希望しない患者にはその意向をうかがうよう会計窓口等に掲示する。なお、明細書発行機能が付与されていないレセプトコンピュータを使用するなど明細書の発行を行わない「正当な理由」がある場合は、その旨院内掲示をするとともに、地方厚生（支）局長に届出を行う必要がある。公費負担医療にかかわる給付により、自己負担がない患者（全額公費負担の患者を除く）についても患者から求めがあった場合には無料発行しなければならない。

　明細書を発行した場合に再診料に1点を加算する明細書発行体制等加算（明細）は80頁参照。

診療明細書

歯科　　　　保険

患者番号		氏名	○○ ○○　様	受診日	H30/10/2

部	項目名	点数	回数
基本料	歯科初診料	237	1
医学管理	歯科疾患管理料	100	1
	文書提供加算	10	1
	歯科衛生実地指導料1	80	1
検査	混合歯列期歯周病検査	80	1
画像診断	歯科パノラマ断層撮影（デジタル）	307	1
	電子画像管理加算	95	1
処置	う蝕処置	18	2
	機械的歯面清掃処置	68	1

※厚生労働省が定める診療報酬や薬価等には、医療機関等が仕入れ時に負担する消費税が反映されています。

5　機械的歯面清掃処置（歯清）（45頁参照）

歯科疾患名があれば歯清を算定できる。

6　歯科衛生実地指導料1（実地指1）（43頁参照）

直接指導するのであれば、患者本人でなく家族等に指導しても算定できる。

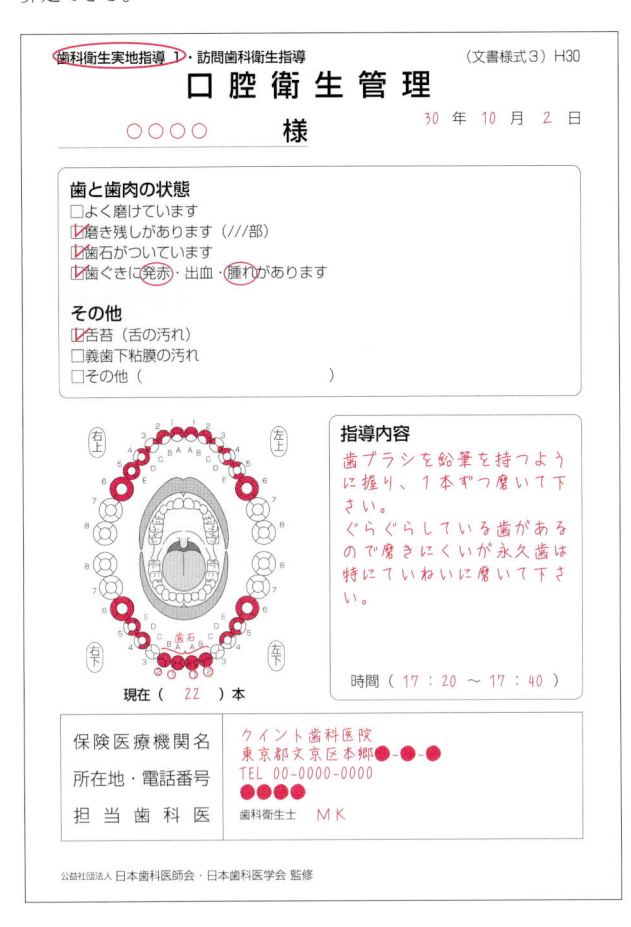

11　エナメル質初期う蝕（Ce）に対するフッ化物歯面塗布処置（F局）　3か月に1回、1口腔につき月1回　130点

口腔内カラー写真を撮影し（2回目以降は光学式う蝕検出装置による測定でも可）写真を添付または電子媒体で保存する。2回目以降は3か月に1回算定できる。主治の歯科医師の指示を受けた歯科衛生士が患者に対して行った場合は、歯科衛生士の氏名をカルテに記載する。

12　歯科疾患管理料（歯管）（2回目以降）（47頁参照）

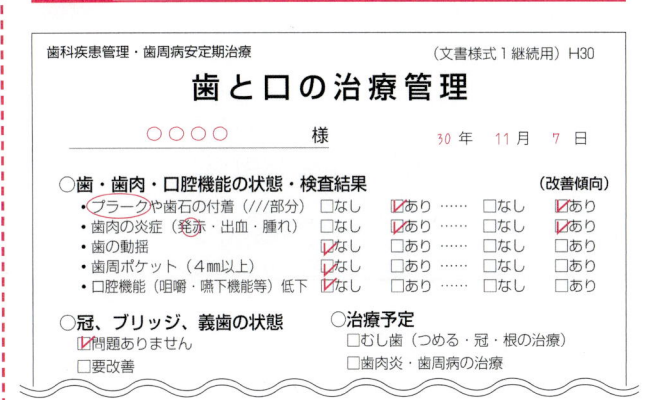

13　歯科衛生実地指導料1（実地指1）（43頁参照）

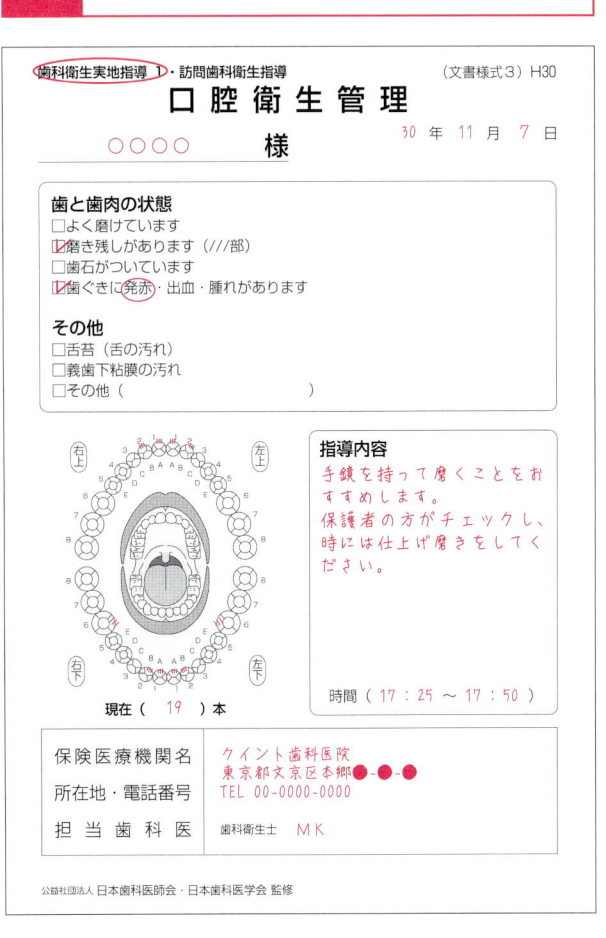

7　使用した薬剤名を記載する

8　充填した部位を記載する

9　シーラントを行った部位を記載する

10　歯周基本治療処置（P基処）（45頁参照）

乳歯列期、混合歯列期の患者についても算定できる。

症例
6

小児の治療

水平埋伏智歯抜歯

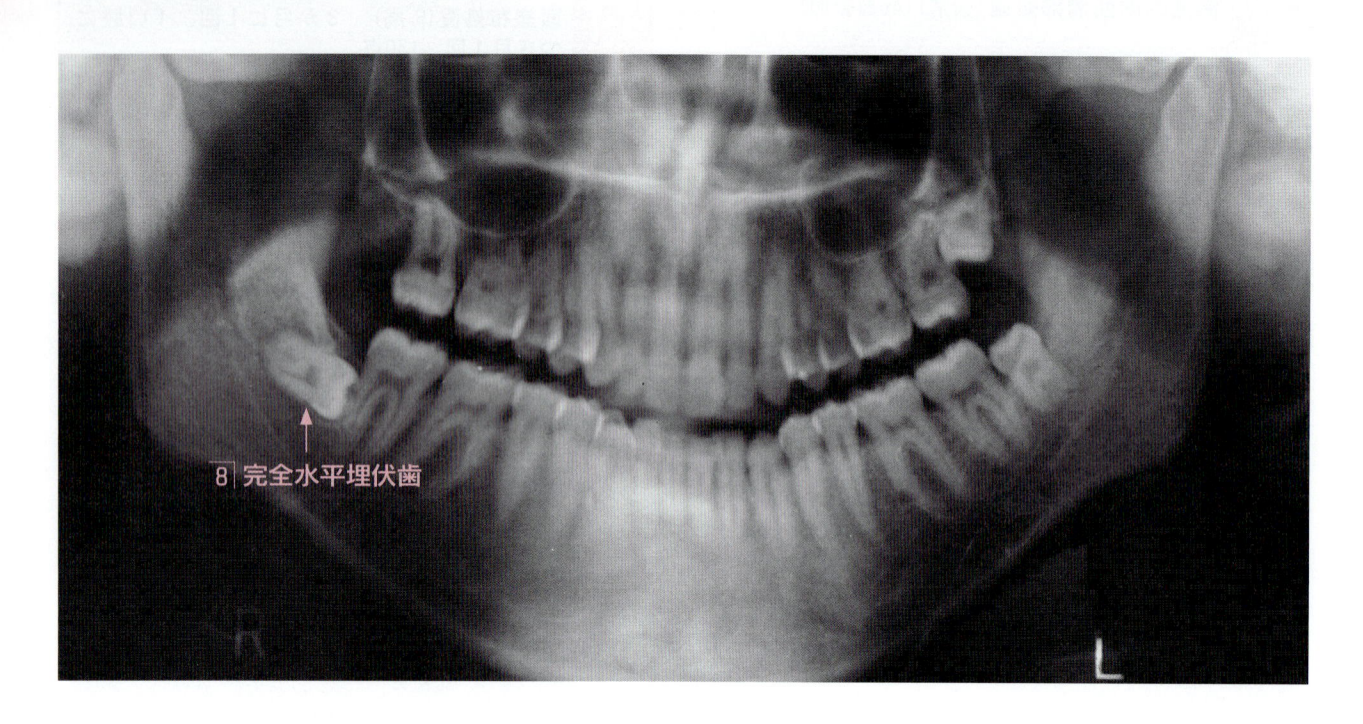

8| 完全水平埋伏歯

患者番号	患者名	負担割合
0000	●●●●	● 割

月 日	部 位	療 法 ・ 処 置	点 数	負担金徴収額
30/10/3		初診	237	
		外来環1　☞1	23	
		7|遠心歯肉腫脹　自発痛(±)		
		開口障害(+)のためパノラマX線撮影を行う　☞2		
	8|	X線(パノラマ)アナログ	317	
		完全水平埋伏歯あり　☞3		
		数か月ごとに7|遠心歯肉が腫脹とのこと		
		歯管　文書提供加算(別紙)　☞4	100＋10	
		投薬にて消炎をはかり、8|抜歯の旨、説明		
		Rp)サワシリン錠250　250mg　4T　6時間ごと　3日分	5×3	
		処方料	42	
		調剤料	9	
		薬剤情報提供料(手帳に記載)(内容略)　☞5 6	10＋3	

アドバイス　**ビスフォスフォネート系薬剤投与中の患者に注意**

　ビスフォスフォネート(BP)系薬剤は、骨粗鬆症、乳がん等の骨転移や多発性骨髄腫の治療に用いられているが、その副作用としてBP関連顎骨壊死(BRONJ：Bisphosphonate-Related Osteonecrosis of the Jaw)が知られている。なお近年BP系薬剤以外の骨病変治療薬デノスマブ(製品名ランマーク)でも同様の顎骨壊死が知られており、骨吸収抑制薬関連顎骨壊死(ARONJ：Anti-resorptive agents-Related ONJ)あるいは薬剤関連顎骨壊死(MRONJ：Medication-Related ONJ)ともよばれる。ARONJは口腔領域に露出壊死骨を生じ、歯の動揺や脱落、疼痛・排膿等の骨髄炎症状をきたす。難治性であり、根治的治療法が確立されていないため、口腔衛生管理による発症予防が推奨されている。

[主なBP系薬剤(製品名)]

注射薬	アレディア、ビスフォナール、テイロック、ゾメタ、ボナロン、ボンビバ
経口薬	フォサマック、ボナロン、アクトネル、ベネット、ボノテオ、リカルボン、ダイドロネル

経口薬より注射薬のほうが、リスクが高いとされている。

ワンポイント　平成30年4月の診療報酬改定で新設された総合医療管理加算(総医)(9頁参照)を算定する場合に骨吸収抑制薬投与中の患者が対象となり、また歯科特定疾患療養管理科(特疾管)(15頁参照)の対象疾患の1つに骨吸収抑制薬関連顎骨壊死(骨露出をともなうもの)が追加された。

◎初診時のカルテ（表面）および問診票

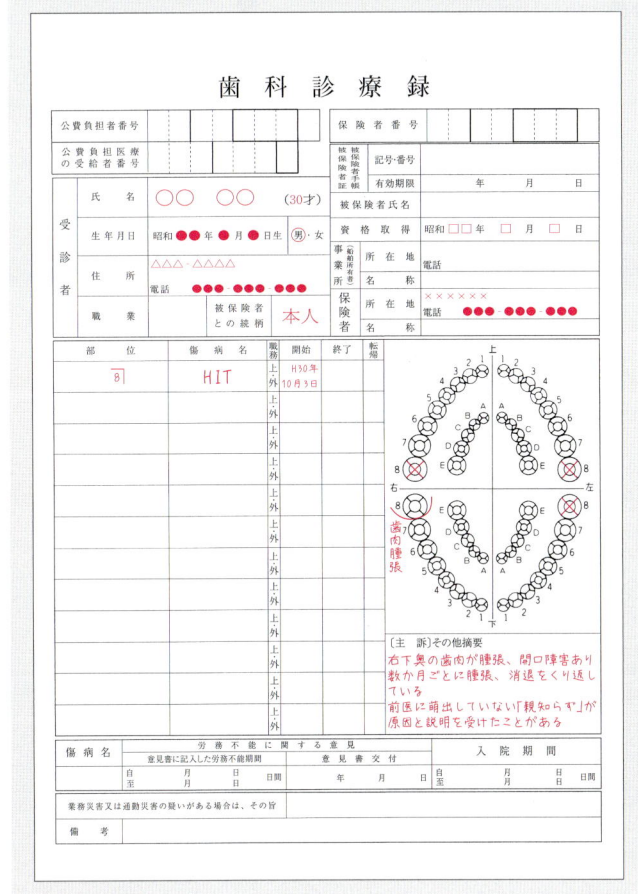

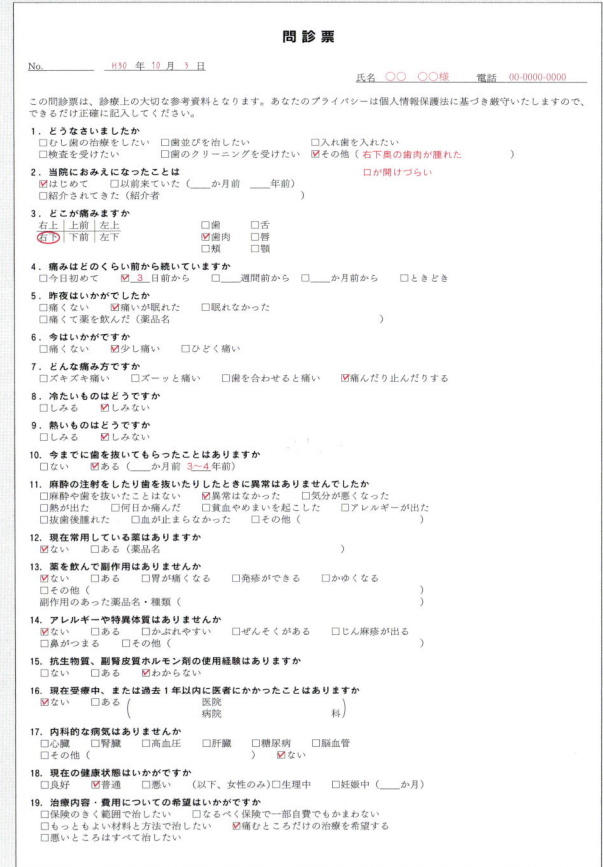

症例7

水平埋伏智歯抜歯

---

1 歯科外来診療環境体制加算 1（外来環 1）（41頁参照）

2 口腔内所見を記載する

3 読影所見を記載する（78頁パノラマ X 線写真参照）

4 歯科疾患管理料（歯管）（1回目）（43頁参照）

アドバイス **アスピリン喘息について**

　アスピリン喘息は、アスピリンだけでなく、非ステロイド性抗炎症薬（NSAIDs）などで誘発される喘息発作のことである。発症すると重症で意識障害やショック等をともない致死的なこともある。比較的安全に使用できるとされているアセトアミノフェン（カロナール等）や塩基性 NSAIDs（ソランタール等）も医薬品の添付文書にはいずれも禁忌とされている。

　歯痛で来院した急患に対し、診察せずに鎮痛剤を処方することは歯科医師法違反ばかりでなく、医療事故につながるおそれもあるので絶対に行ってはならない行為である。

患者番号		患者名		負担割合	
	0000		●●●●	●	割

月　日	部　位	療　法　・　処　置	点　数	負担金徴収額
10/9		再診＋明細　☞ **7**	48＋1	
		再外来環1	3	
	8̅	8̅部歯肉の消炎を確認		
		OA(プロネスパスタアロマ)下顎孔伝麻(歯科用キシロカイン Ct 1.8mL)｝　☞ **8**	42＋10	
		OA(プロネスパスタアロマ)浸麻(歯科用キシロカイン Ct 1.8mL)｝	／	
		水平埋伏歯抜歯　｝　☞ **9**	1,050	
		下顎埋伏智歯抜歯加算	＋100	
		歯肉剥離、頬側歯槽骨削除　☞ **10**		
		歯冠部を分離切断して抜歯		
		3針縫合		
		Rp)フロモックス錠100mg　100mg　3T｝分3	18×3	
		ロキソニン錠60mg　60mg　3T｝毎食後3日分		
		処方料	42	
		調剤料	9	
		薬情　☞ **5** の例 1	10	
10/10		再診＋明細	48＋1	
		再外来環1	3	
	8̅	SP(J)　腫脹(++)　疼痛(+)　出血(－)	／	
10/13		再診＋明細	48＋1	
		再外来環1	3	
	8̅	SP(J)　腫脹(+)　疼痛(+)　歯肉発赤(+)	／	
		症状はやや軽快するも腫脹、疼痛を訴えているので投薬を続ける		
		Rp)フロモックス錠100mg　100mg　3T　分3　毎食後3日分	14×3	
		ロキソニン錠60mg　60mg　3T　疼痛時3回分	1×3	
		処方料	42	
		調剤料	9	
		薬情　☞ **5** の例 2	10	
10/17		再診＋明細	48＋1	
		再外来環1	3	
	8̅	SP(J)　腫脹(－)　疼痛(－)　出血(－)	／	
		H30年10月　実日数　5日　計2,397点		

---

7 明細書発行体制等加算(明細)＋1点(再診料に加算)

　個別の費用の計算の基礎となった項目ごとに記載した明細書の発行等につき、下記の施設基準を満たす保険医療機関では、再診料に1点を加算した点数を算定する。
・診療所であること
・電子レセプト請求を行っていること
・算定した診療報酬の区分・項目の名称、その点数または金額を記載した詳細な明細書を患者に無料で交付し、その旨の院内掲示を行っていること(76頁参照)
なお、平成28年4月改定で施設基準の届出は不要となった。

---

10 第二大臼歯遠心部骨吸収での FOp は抜歯の費用に含まれ、算定できない

---

8 下顎水平埋伏智歯抜歯で浸麻と伝麻を併用した場合は伝麻のみ算定可

　下顎の水平埋伏智歯の抜歯に際し、浸潤麻酔(浸麻)と下顎孔の伝達麻酔(伝麻)を併用することが多い。ただし、浸麻および麻酔薬剤の算定の費用は手術料に含まれるので算定できないが(カルテには麻酔方法、麻酔薬の種類、規格単位、使用量を記載する)、下顎孔の伝麻および麻酔薬剤の費用は別に算定できる。

---

9 水平埋伏智歯抜歯　　1,050点　　下顎埋伏智歯抜歯加算　＋100点

　埋伏歯とは、骨性の完全埋伏歯または歯冠部が2/3以上の骨性埋伏である水平埋伏智歯をいう。下顎完全埋伏智歯または下顎水平埋伏智歯の場合の点数は、1,050点に100点を加算する。

5　薬剤情報提供料（薬情）　10点（月1回）

　入院中の患者以外の患者に対し、処方した薬剤の名称、用法、用量、効能、効果、副作用、相互作用に関する主な情報を文書により提供した場合に、月1回に限り算定する。ただし、以下のように処方の内容に変更があった場合は、そのつど算定することができる。また、カルテには薬剤情報を提供した旨、記載する。

---

❶同一薬剤でも投与目的（効能または効果）が異なる場合や投与方法を変更した場合（例：1日3回毎食後服用を1日3回8時間ごと服用とした場合）

❷類似する効能または効果を有する薬剤への変更の場合

❸内服薬2種類を1種類に変更した場合

❹1回目に内服薬と頓服薬を、2回目に同一の内服薬のみを投与した場合

注）たんに処方日数のみの変更の場合は同一月再度の薬情の算定はできない。

6　手帳記載加算　＋3点　（月1回）

　患者の求めに応じて薬剤服用歴が経時的に管理できる手帳（お薬手帳など）に処方した薬剤の名称、保険医療機関名、処方年月日を記載した場合に月1回に限り薬情に＋3点を加算できる。手帳に決められた様式はないが、

・患者の氏名、生年月日、連絡先等、患者に関する記録
・患者のアレルギー歴、副作用等薬物療法の基礎となる記録
・患者の主な既往歴等疾病に関する記録

を記載できる欄のある手帳であれば算定が可能である。

例1　フロモックスとロキソニンを内服薬として処方した場合

○○○○さんのお薬　　　　　　　　　　　　　　平成30年10月9日

No.	薬の名前	薬の写真	起	朝	昼	夕	寝	薬のはたらき・注意事項・相互作用・副作用など
1	フロモックス錠100mg 薄い赤色の錠剤です 654100　100654 （識別コード）	フロモックス 100mg		1	1	1		細菌による感染症の治療に用いる薬です。 不快感、口内異常感、ヒューヒューという呼吸音、めまい、便意、耳鳴、発汗、呼吸困難、血圧低下等の症状があらわれた場合は主治医または薬剤師に連絡してください。 湿気を避けて保管してください。
	（分3、毎食後）							
	3日分							
	（1日分　3錠）							
2	ロキソニン錠60mg ごく薄い紅色の錠剤です SANKYO157（識別コード）	Loxonin 157		1	1	1		痛みや炎症を抑える薬です。 病気そのものを治すものではなく、病気によるいろいろな症状や苦痛をやわらげる薬です。 熱を下げる薬です。 過度の体温低下、虚脱、四肢冷却等の症状があらわれた場合は主治医または薬剤師に連絡してください。 室温で保管してください。
	（分3、毎食後）							
	3日分							
	（1日分　3錠）							

例2　フロモックスを内服薬として、ロキソニンを頓服薬として処方した場合

○○○○さんのお薬　　　　　　　　　　　　　　平成30年10月13日

No.	薬の名前	薬の写真	起	朝	昼	夕	寝	薬のはたらき・注意事項・相互作用・副作用など
1	フロモックス錠100mg 薄い赤色の錠剤です 654100　100654 （識別コード）	フロモックス 100mg		1	1	1		細菌による感染症の治療に用いる薬です。 不快感、口内異常感、ヒューヒューという呼吸音、めまい、便意、耳鳴、発汗、呼吸困難、血圧低下等の症状があらわれた場合は主治医または薬剤師に連絡してください。 湿気を避けて保管してください。
	（分3、毎食後）							
	3日分							
	（1日分　3錠）							
2	ロキソニン錠60mg ごく薄い紅色の錠剤です SANKYO157（識別コード）	Loxonin 157						痛みや炎症を抑える薬です。 病気そのものを治すものではなく、病気によるいろいろな症状や苦痛をやわらげる薬です。 熱を下げる薬です。 過度の体温低下、虚脱、四肢冷却等の症状があらわれた場合は主治医または薬剤師に連絡してください。 室温で保管してください。
	（痛い時）							
	3回分							
	（1回分　1錠）							

　例1と例2では同一薬剤だが処方の内容を変更したので、同一月内でもそれぞれ薬情が算定できる。

症例7　水平埋伏智歯抜歯

外傷歯の治療
（外傷性歯牙脱臼、歯槽骨骨折、歯肉裂創）

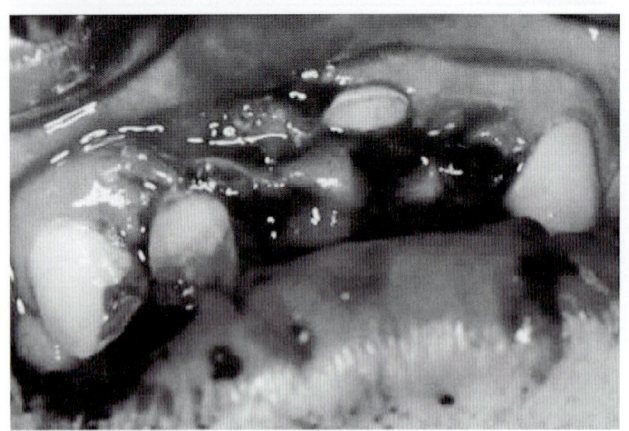

写真A　初診時の病態。

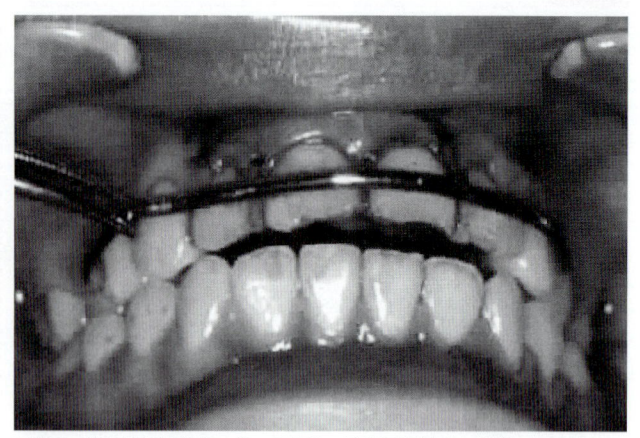

写真B　歯槽骨骨折整復・歯の再植後。線副子調整時の状態。

患者番号	患者名		負担割合	
0000	●●●●		● 割	

月　日	部　位	療　法　・　処　置	点　数	負担金徴収額
30/10/1		初診	237	
	2＋2	室内で転倒して上顎前歯部を床にぶつける。口腔内出血とともに2歯が脱落。抜けた歯は牛乳に入れてただちに来院（90分以内）　☞**1**		
		口腔内所見：1⌋と⌊2が脱落しており、創部は血餅で覆われていた。2⌋は偏位傾斜し動揺しており、⌊1は陥入して切縁のみ露出。2＋2の唇側の歯槽骨が破折し唇側上方に偏位しているのを触知するが、骨の露出はない。同部歯肉に裂創があり微量の出血を認めた（**写真A**参照）		
		X線（D）アナログ2枚	48×2	
		画像所見：同部の歯槽骨骨折線を確認（2＋2根尖相当）陥入歯の破折はなく、鼻腔に達していない。完全脱臼歯の歯槽窩の構造は比較的保たれていた　☞**2**		
		3⌋と⌊3は動揺なく固定源となりうる		
		全身に異常所見を認めない　既往歴・服薬に特記すべき所見なし		
		診断：歯槽骨骨折（2＋2）　外傷性歯牙完全脱臼（1⌋2）歯肉裂創（2＋2）		
		歯槽骨骨折と歯の状態を説明し、骨折の整復、歯の再植と暫間固定、術後の歯髄処置の必要性とその予後について説明し、患者本人と家族の同意を得た　☞**3**		
		OA（ビーゾカイン・歯科用ゼリー20％）浸潤麻酔（歯科用キシロカイン Ct 1.8mL）	／	
	2＋2	歯槽骨骨折非観血的整復術　☞**4**	／	
		唇側に偏位した2＋2に及ぶ歯槽骨骨折片を徒手にて整復し、同時に陥入した⌊1と偏位傾斜した2⌋を整復		
	1⌋2	歯の再植術	1,300×2	
		脱臼歯である1⌋と⌊2の根面を観察。破折のないことを確認し、創部とともに歯根膜を愛護的に滅菌生理食塩水にて洗浄後、本来の位置に復位　☞**5**		

◎初診時のカルテ（表面）および問診票

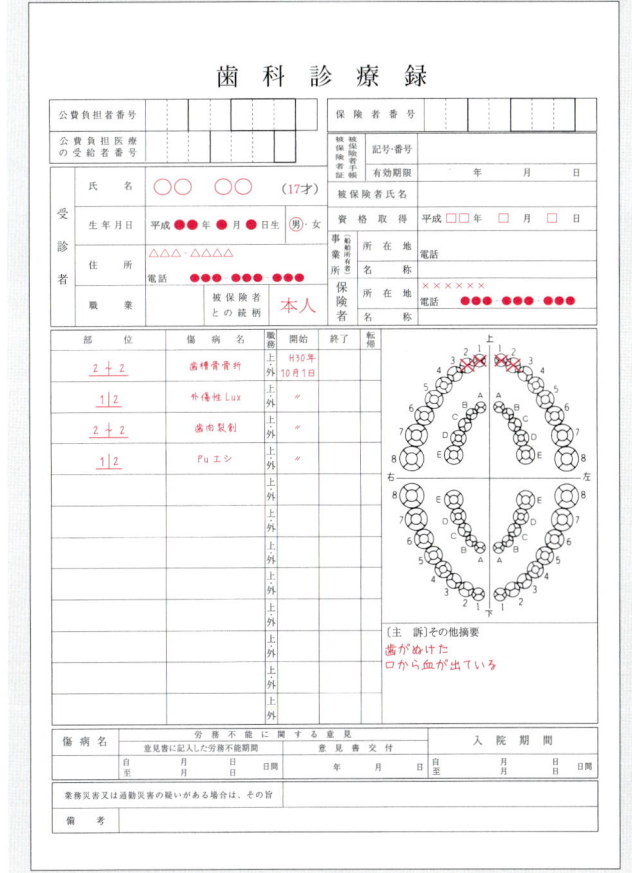

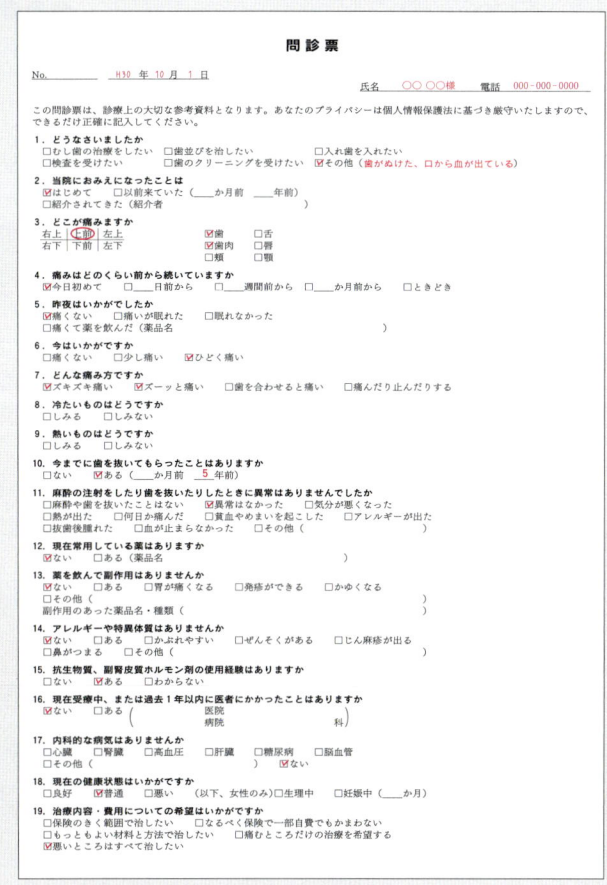

---

1 主訴、所見等を記載する

2 画像所見を記載する

3 診断、治療法の説明、患者の同意等を記載する

4 歯槽骨骨折非観血的整復術　1歯または2歯にわたるもの 680点、3歯以上にわたるもの 1,300点

　歯槽骨骨折において偏位した歯や歯槽骨を、手指などを用いて非観血的に整復した場合に算定する。本例の場合、同一術野に対して複数の手術を行っており、高点数の外傷性歯牙脱臼歯の再植術を主たる手術として扱う。歯槽骨骨折観血的整復術は従たる手術となり、算定できない。歯肉裂創も同様である。

5 外傷性歯牙脱臼歯の再植　歯の再植術　1歯につき1,300点

　外傷性歯牙脱臼歯は、保存状態がよく、歯根膜損傷が軽微の場合で、短時間のうちに再植を行うことができた場合は、長期の保存が期待できる。しかしながら、保存状態が悪い場合には、再植歯の根吸収や骨性癒着が起きやすい。この旨患者に説明し、同意を得る。再植術を行った場合、「部位と理由」をカルテおよびレセプト「摘要」欄に記載する。また、「手術内容の要点」をカルテに記載する。

アドバイス　病院におけるカルテ記載

　患者の問題点を中心に、その解決をめざして診療する「POS（Problem Oriented System：問題指向型方式）」に沿ってカルテを記載する「POMR（Problem Oriented Medical Record：問題指向型診療録）」が主流となっている。
　「POMR」は基本データ、問題リスト、初期計画、経過記録から構成されている。経過記録はプロブレムごとにSOAP形式で記載する。SOAPは、Subjective（主観的事項）、Objective（客観的事項）、Assessment（評価、判断、考察）、Plan（方針）の順に構成されている。

症例8　外傷歯の治療（外傷性歯牙脱臼、歯槽骨骨折、歯肉裂創）

患者番号	患者名		負担割合
0000	●●●●		● 割

月 日	部 位	療 法 ・ 処 置	点 数	負担金徴収額
10/1	3￢3	暫間固定　☞ **6**	530	
		スプルー線とスーパーボンドを用いて3￢3を接着固定(**写真 B 参照**)	17×6	
		歯肉裂創の創傷処置　歯肉裂創長さ計3cmを4-0シルクにて6針縫合　☞ **7**	／	
	2￢2	X線(D)アナログ2枚確認　再植・整復した歯が本来の位置に復位していることを確認	38×2	
		再植歯と下顎前歯の咬合関係を確認し、咬合調整を行った止血を確認後、術後の注意事項を説明し、帰宅を許可した　☞ **8**		
		Rp)メイアクトMS　100mg錠　300mg　朝昼夕食後 3日分 　　　ロキソニン60mg錠　180mg　朝昼夕食後　3日分 ｝☞ **9**	18×3	
		処方料	42	
		調剤料	9	
		薬剤情報提供料(手帳に記載)(内容略)　☞ **10**	10	
10/2		**再診＋明細**	48＋1	
	2￢2	処置　Sp(H_2O_2、JG)		
		口腔内所見：創部の腫脹軽微　疼痛制御されている出血なし　咬合の変化なし　歯の動揺なし		
10/9		**再診＋明細**	48＋1	
	2￢2	処置　Sp(H_2O_2、JG)　抜糸		
		口腔内所見：創部治癒良好　疼痛なし　出血なし　固定良好　歯の動揺なし		
		今後、歯内療法と固定除去を予定する　☞ **11**		
		⋮(以下略)		
			H30年10月　略	

アドバイス　**同一術野または同一病巣に対して複数の手術を行った場合**

　この場合、主たる手術とそれ以外の従たる手術の名称、手術の内容、部位等も記載する。保険算定においては、同一術野または同一病巣に対して複数の手術を行った場合、主たる手術のみを算定して、従たる手術は算定できない。ただし、「複数手術にかかわる費用の特例」がある。「複数手術にかかわる費用の特例」においては、同一手術野または同一病巣における主たる手術の点数のほか、従たる手術(1つに限る)の50/100に相当する額を加えた点数を算定できる特例が掲げられている。歯科外来においては右表のような4つの組み合わせがある。

1	歯槽骨骨折観血的整復術	歯の再植術 (1歯につき)
2	歯根嚢胞摘出手術	歯根端切除手術 (1歯につき)
3	顎骨腫瘍摘出術(歯根嚢胞を除く)	抜歯手術 (1歯につき)
4	顎骨腫瘍摘出術(歯根嚢胞を除く) (顎骨嚢胞を摘出した場合に限る)	歯根端切除手術 (1歯につき)

6　暫間固定の算定

歯槽骨骨折の整復や外傷性歯牙脱臼歯の再植の後には、通常固定が必要とされる。固定は、暫間固定（困難なもの）に準じて530点と装着材料料（接着性セメントで1歯あたり17点）を算定する。

7　手術所見を記載する

手術においては、術式、所見、使用薬剤、症状経過等をカルテに記載する。

8　術後の注意事項の説明を行った旨記載する

9　処方内容を記載する

10　薬剤情報提供料（薬情）　（81頁参照）

11　再植歯の歯内療法

歯根完成歯の再植では、歯髄処置が必要である。再植時には歯根膜損傷予防のために、できるだけ早く再植を行うことを優先させ、歯髄処置は後日に行う。歯内療法にかかわる費用は別に算定できる。

アドバイス　臨床検査データのカルテ記載

医療連携により、患者の全身状態に関する情報を、検体検査や生体検査の結果として得ることができる。投薬内容、検査結果など患者の状態、状況等を他の医療機関に文書で尋ねる場合に、診療情報連携共有料120点（8頁参照）を算定できる。この文書と医科主治医の返書をともにカルテに添付すると同時に、得られた臨床検査データを記載する。臨床検査データの形式としては、心電図のように波形とその所見の文書が得られるものと、血液検査のように結果が数値で表現されるものがある。

歯科治療方針の立案に必要な情報は、異常所見や異常値に限らず判断の根拠となる所見や数値があればこれをカルテに記載し、検査値に対する判断も記載する。

例　ワーファリン服用に関する内科主治医からの情報のカルテ記載

月　日	部　位	療　法　・　処　置	点　数	負担金徴収額
		○○内科●●先生より臨床検査データ		
		ワーファリン錠5mg　5mg　1錠　朝食後1回服用下で全身管理良好とのこと		
		検査日：2018年10月1日		
		PT　　23.7秒（高値）		
		INR　　1.922（高値）		
		APTT　38.8秒（高値）		
		INR が高値ではあるが、治療域1.6から2.6の中にある		
		本患者に必要な単純な抜歯、歯周基本処置は実施可能と考える		

囊胞摘出術（下唇粘液囊胞）

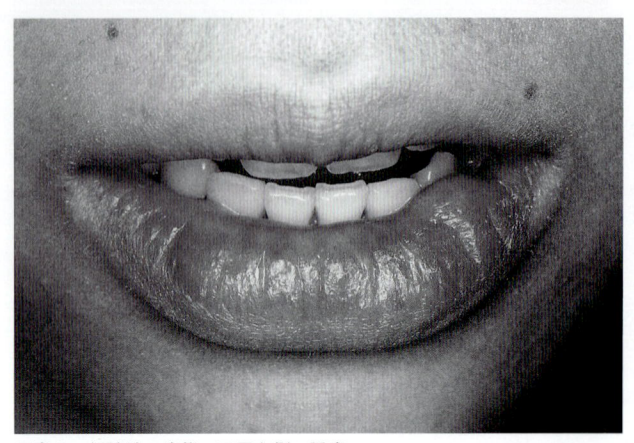

写真A 初診時の病態。下唇左側の腫瘤。

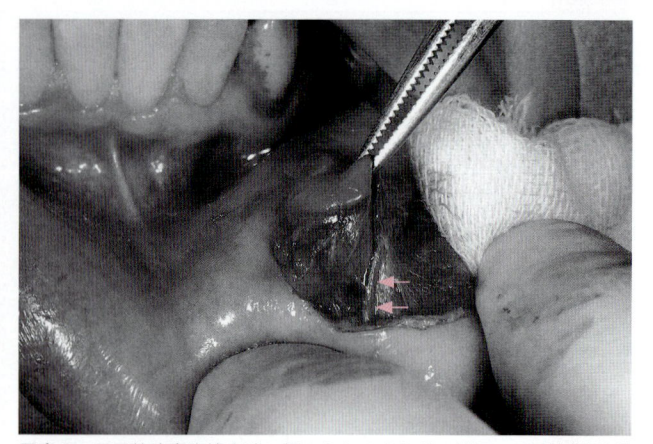

写真B 下唇粘液囊胞摘出時に認められるオトガイ神経の下唇枝（囊胞壁に沿って認められたので温存）。

患者番号	患者名	負担割合
0000	●●●●	● 割

月　日	部　位	療　法　・　処　置	点　数	負担金徴収額
30/10/1		**初診**	237	
		3日前に下唇の腫瘤に気づいて来院		
		口腔内所見：下唇左側粘膜側に長径**10mm**の半球状弾性軟の腫瘤あり。無痛性で被覆粘膜は健常、内部に透明な内容を認める（**写真A**参照）　☞**1**		
		下唇粘液囊胞の診断にて、治療法として原因小唾液腺を含めての囊胞摘出術について説明。術後の腫脹や疼痛および知覚鈍麻の可能性を説明した後、患者の同意を得た　☞**2**		
		既往歴・服薬に特記すべき所見なし		
		OA（プロネスパスタアロマ）浸潤麻酔（静注用キシロカイン2％＋8万倍希釈エピネフリン含有）1.0mL	／	
		下唇粘液囊胞摘出術	910	
		囊胞周囲に紡錘形の粘膜切開を加え、粘膜と菲薄な壁を有する囊胞と底部に付着した小唾液腺を一塊として摘出。囊胞に接してオトガイ神経の枝を確認し、これを愛護的に扱い温存（**写真B**参照）。4-0シルクにて3針縫合した　☞**3**		
		止血を確認後、術後の注意事項を説明し、帰宅を許可した　☞**4**		
		処方箋　☞**5**	68	
		Rp）　メイアクトMS　100mg錠　300mg　朝昼夕食後 3日分　　☞**6** 　　　　カロナール300mg錠　300mg　疼痛時　4回分		

◎初診時のカルテ（表面）および問診票

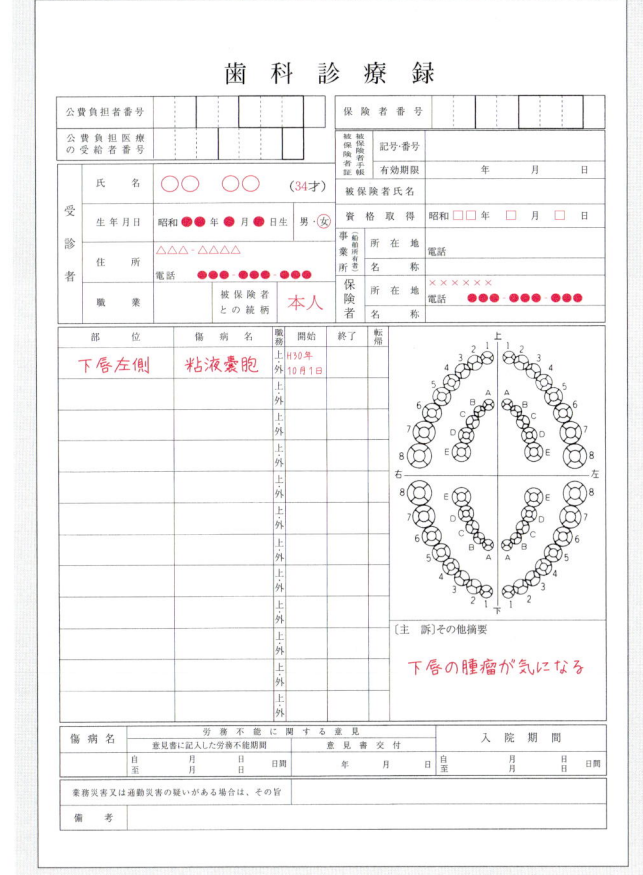

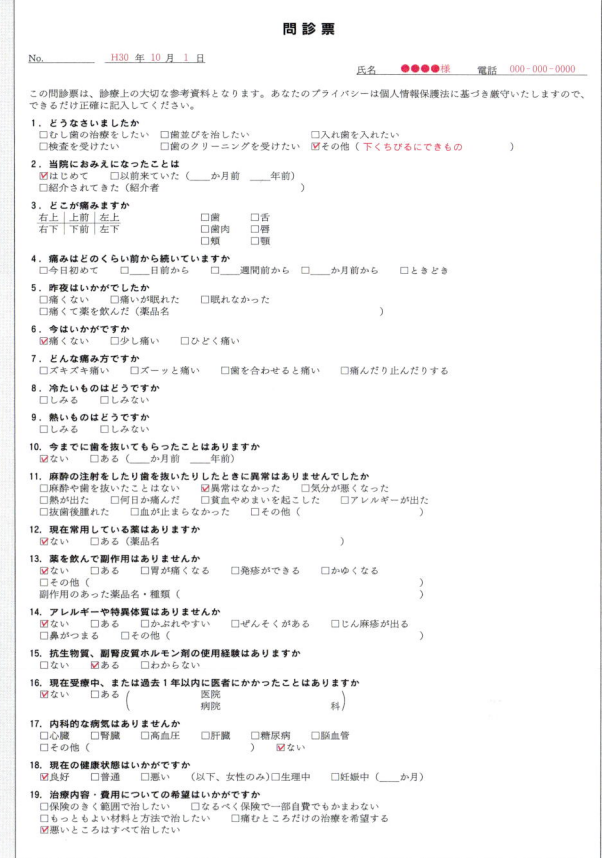

1　主訴、所見等を記載する

2　診断、治療法の説明、患者の同意等を記載する

　治療法について説明し、患者の同意を得る。さらに説明した内容と同意が得られたことを記載する。医療安全の見地から、治療のリスクについては、予見とその対応についても説明・記載する。手術や検査に関して、右例のような同意書を用いる施設もある。

3　手術所見を記載する

　手術においては、術式、所見、使用薬剤、症状経過等をカルテに記載する。

　口腔内の軟組織の切開、止血、凝固および蒸散が可能なものとして保険適用されているレーザー機器を使用して規定された手術を行った場合、レーザー機器加算が算定できる。口唇の粘液嚢胞摘出手術の場合はレーザー機器加算1（＋50点）となる。ただし、施設基準があり、前もって届け出を行う必要がある。

症例 9

囊胞摘出術（下唇粘液嚢胞）

患者番号	患者名		負担割合	
0000	●●●●		● 割	

月　日	部　位	療　法　・　処　置	点　数	負担金徴収額
10/2		再診	48	
		処置　Sp(H_2O_2)		
		口腔内所見：下唇の浮腫性腫脹軽微　疼痛なし　出血 なし		
10/9		再診	48	
		処置　Sp(H_2O_2)　抜糸		
		口腔内所見：創部治癒良好　腫脹消退　疼痛なし　下 唇の知覚異常なし　☞**7**		

H30年10月　実日数　3日　計1,314点

---

4 術後の注意事項の説明を行った旨記載する

　患者には右例のような抜歯・小手術後の注意事項を書面で渡すとよい。

5 処方箋　(27、45頁参照)

6 処方内容を記載する

7 合併症・偶発症を記載する

　生じた合併症や偶発症に関しては、できる限り詳細に記載する。たとえば、オトガイ神経領域の知覚異常は、智歯抜歯や臼歯部の歯内療法、外科治療の際だけに生じるものではなく、本例のような下唇粘液嚢胞摘出でも知覚麻痺(鈍麻)は起こりうる。万一、生じた場合は自覚症状とその範囲の記載と、対応する痛(触)覚や温冷覚などの検査所見を記載する。

　このような口腔・顎・顔面領域の手術にともなう神経障害などを対象として、SWテスト等を行い、所定の様式で検査結果を記載した場合は、精密触覚機能検査460点を算定できる。ただし、施設基準があり、前もって届け出を行う必要がある。

抜歯・小手術後の注意事項

①出血
・抜歯後、止血のためにガーゼを20分くらい噛んでください。その後も止血しにくいときは、新しいガーゼをさらに噛んで様子をみてください。万一、それでも止血しないときは下記までご連絡ください。
・翌日まで唾液に混ざって薄い血が出ることがありますが、多少の出血は異常ではありませんので様子をみてください。
・うがいを何度もすると止血しにくくなります。当日は極力うがいをしないようにしてください。
・手術・抜歯をした部分を指や舌で触って刺激しないようにしてください。
②痛み・腫れ
・抜歯部分を冷たい水や氷で冷やさないでください。冷やすことで腫れが治まりにくくなります。処方された鎮痛剤を飲んで対応してください。鎮痛剤は4～5時間空けて服用してください。
・皮膚に内出血斑が出ることがありますが、時間とともになくなりますので様子をみてください。
・痛みや腫れを防ぐために、就寝時は抜歯した反対側を下にして寝てください。
③安静
・血圧が上がったり、体が過度に温まったりすると出血しやすくなります。当日は入浴をやめて低温のシャワー程度にしてください。翌日以降、止血していれば入浴を再開してください。
・激しい運動や水泳は、1週間程度控えてください。
④食事
・麻酔が効いている間は、口の中を噛んだり、上手く飲み込めなかったりすることがあるため、口の感覚が戻ってから飲食してください(ただし、術後の鎮痛剤に関しては麻酔が切れると効きにくくなるので、完全に口の感覚が戻る前に服用してください)。
・アルコール、熱いもの、辛いものなどの刺激物は避けてください。翌日以降、痛みや止血の状況に応じて、食事の内容を調整してください。
⑤歯磨き
・当日の歯磨きは、歯磨き粉をつけずに抜歯側の反対側だけをやさしく行ってください。歯磨き粉は、翌日以降から使用してください。清潔を心がけてください。
⑥その他
・上顎の抜歯後は、鼻を強くかむことは控えてください。
・稀ですが、薬アレルギーなどを起こすことがありますので、異常を感じた場合は服用を中止し、ご連絡ください。

―止血シーネ使用の方へ―
　医師から許可が出るまでは、外さないようにしてください。

○○○病院　TEL○-○○○○-○○○○
平日8:00～16:00　歯科口腔外科
上記以外の緊急時もご連絡ください。

アドバイス　血液凝固阻止剤投与中の患者への歯科治療

　血栓形成の抑制を目的とする抗血栓療法を受けている患者に対しては、単純な抜歯を含めた歯科治療において、血液凝固阻止剤を休薬することなく、安心・安全で質の高い医療を提供することが推奨されている。一般の歯科臨床で問題となる血液凝固阻止剤には、右表のようなものがある。このうちワーファリンは、血液検査にてPT(プロトロンビン時間)を測定し、PT-INR(あるいは単にINR)にてモニタリングが可能である。なお、PTなどの血液学的検査を行った際は、血液学的検査判断料125点を月1回算定できる。

[一般の歯科臨床で問題となる主な血液凝固阻止剤(製品名)]

経口抗凝固薬	ワーファリン、プラザキサ、イグザレルト、エリキュース
抗血小板薬	バイアスピリン、パナルジン、プラビックス、プレタール　など

　血液凝固阻止剤投与中の患者のように、医師からの情報提供を受け、総合的医療管理が必要な患者においては、歯科疾患管理料に総合医療管理加算＋50点(9頁参照)が算定できる。

第6章　カルテ・レセプトに使用できる略称

　歯科においては、カルテ(診療録)およびレセプト(診療報酬明細書)に使用できる略称が定められている。平成30年4月1日現在、以下のとおりとなっている。

1　傷病名

	項　　　目	カルテの略称	レセプトの略称
(1)	エナメル質初期う蝕	Ce	Ce
(2)	う蝕症第1度 う蝕症第2度 う蝕症第3度 二次う蝕による　う蝕症第1度 二次う蝕による　う蝕症第2度 二次う蝕による　う蝕症第3度	C_1 C_2 C_3 C_1〃 C_2〃 C_3〃	C
(3)	急性単純性歯髄炎 急性化膿性歯髄炎 慢性潰瘍性歯髄炎 慢性増殖性歯髄炎 慢性壊疽性歯髄炎 う蝕のない歯髄炎	単 Pul 急化 Pul 潰 Pul 増 Pul 壊 Pul Pul	単 Pul Pul
(4)	急性化膿性根尖性歯周炎 慢性化膿性根尖性歯周炎 急性単純性根尖性歯周炎	急化 Per 慢化 Per 急単 Per	Per
(5)	歯髄壊死 歯髄壊疽	Pu エシ Pu エソ	Pu エシ Pu エソ
(6)	単純性歯肉炎 複雑性歯肉炎 増殖性歯肉炎 潰瘍性歯肉炎 壊疽性歯肉炎 肥大性歯肉炎	単 G 複 G 増 G 潰 G 壊 G 肥 G	G 複 G 増 G 潰 G 壊 G 肥 G
(7)	慢性歯周炎(軽度) 慢性歯周炎(中等度) 慢性歯周炎(重度)	P_1 P_2 P_3	P
(8)	口内炎	Stom	Stom
(9)	口腔褥瘡性潰瘍	Dul	Dul

項　目	略　称
象牙質知覚過敏症	Hys
歯質くさび状欠損	WSD
咬耗症	Att
摩耗症	Abr
酸蝕症	Ero
智歯周囲炎	Perico
急性歯周炎・歯周炎の急性発作	P 急発
歯肉膿瘍	GA
歯槽膿瘍	AA
歯根嚢胞	WZ
歯石沈着症	ZS
歯ぎしり	Brx
咬合異常	Mal
食片圧入	Food.I
乳歯晩期残存	RDT
残根	C_4
歯の脱臼	Lux
口腔粘膜炎	OMuco
口角びらん	Ang
舌炎	Gls
口腔の色素沈着症	Pig
歯槽骨鋭縁	SchA
骨瘤	Tor
埋伏歯	RT
半埋伏歯	HRT
完全埋伏歯	CRT
水平智歯	HET
水平埋伏智歯	HIT
捻転歯	ROT
過剰歯	SNT
エナメル質形成不全	EHp
歯(の破)折	FrT
永久歯萌出不全	IPT
欠損歯(欠如歯)	MT
破損(破折)	ハセツ
脱離	ダツリ
不適合	フテキ
睡眠時無呼吸症候群	SAS

(注)ハセツ、ダツリまたはフテキを接尾語とする場合は、○○ダツリのように連結して使用して差し支えない。

2　基本診療料

項　目	略　称
歯科初診料	初診または歯初診
歯科初診料　注1	初診(注1)または歯初診(注1)
地域歯科診療支援病院歯科初診料	病初診

項　目	略　称
初診時歯科診療導入加算	特導
歯科再診料	再診または歯再診
歯科再診料　注1	再診(注1)または歯再診(注1)
地域歯科診療支援病院歯科再診料	病再診
歯科診療特別対応連携加算	特連
明細書発行体制等加算	明細
歯科外来診療環境体制加算1	外来環1
歯科外来診療環境体制加算2	外来環2
再診時歯科外来診療環境体制加算1	再外来環1
再診時歯科外来診療環境体制加算2	再外来環2
歯科診療特別対応地域支援加算	特地
地域歯科診療支援病院入院加算	地歯入院
歯科診療特別対応加算	特
乳幼児加算	乳

3　医学管理等

項　目	略　称
歯科疾患管理料	歯管
文書提供加算	文
かかりつけ歯科医機能強化型歯科診療所	か強診
エナメル質初期う蝕管理加算	初期う蝕
フッ化物洗口指導加算	F 洗
総合医療管理加算	総医
小児口腔機能管理加算	小機能
口腔機能管理加算	口機能
歯科衛生実地指導料1	実地指1
歯科衛生実地指導料2	実地指2
薬剤情報提供料	薬情
薬剤総合評価調整管理料	薬総評管
診療情報提供料(Ⅰ)	情Ⅰ
診療情報提供料(Ⅱ)	情Ⅱ
電子的診療情報評価料	電診情評
診療情報連携共有料	情共
新製有床義歯管理料	義管
歯周病患者画像活用指導料	P 画像
歯科特定疾患療養管理料	特疾管
歯科治療時医療管理料	医管
周術期等口腔機能管理計画策定料	周計
周術期等口腔機能管理料(Ⅰ)	周Ⅰ
周術期等口腔機能管理料(Ⅱ)	周Ⅱ
周術期等口腔機能管理料(Ⅲ)	周Ⅲ
広範囲顎骨支持型補綴診断料	特イ診
広範囲顎骨支持型装置埋入手術	特イ術
広範囲顎骨支持型補綴物管理料	特イ管
広範囲顎骨支持型補綴	特イ補
広範囲顎骨支持型補綴物修理	特イ修
広範囲顎骨支持型装置掻爬術	特イ掻

4　在宅医療

項　目	略　称
歯科訪問診療 1	訪問診療 1
歯科訪問診療 2	訪問診療 2
歯科訪問診療 3	訪問診療 3
歯科訪問診療料　注13（イ　初診時）	歯訪診（初）
歯科訪問診療料　注13（ロ　再診時）	歯訪診（再）
訪問歯科衛生指導料 （1　単一建物診療患者が 1 人の場合）	訪衛指 1
訪問歯科衛生指導料 （2 単一建物診療患者が 2 人以上 9 人以下の場合）	訪衛指 2
訪問歯科衛生指導料 （3　1 および 2 以外の場合）	訪衛指 3
歯科疾患在宅療養管理料	歯在管
文書提供加算	文
栄養サポートチーム等連携加算 1	NST1
栄養サポートチーム等連携加算 2	NST2
在宅療養支援歯科診療所 1	歯援診 1
在宅療養支援歯科診療所 2	歯援診 2
在宅患者歯科治療時医療管理料	在歯管
在宅患者訪問口腔リハビリテーション指導管理料	訪問口腔リハ
小児在宅患者訪問口腔リハビリテーション指導管理料	小訪問口腔リハ
歯科訪問診療補助加算 （イの(1) 同一建物居住者以外の場合）	訪補助イ(1)
歯科訪問診療補助加算 （イの(2) 同一建物居住者の場合）	訪補助イ(2)
歯科訪問診療補助加算 （ロの(1) 同一建物居住者以外の場合）	訪補助ロ(1)
歯科訪問診療補助加算 （ロの(2) 同一建物居住者の場合）	訪補助ロ(2)
在宅歯科医療推進加算	在推進
歯科訪問診療移行加算	訪移行
在宅等療養患者専門的口腔衛生処置	在口衛

5　検査名

項　目	略　称
接触面の歯間離開度検査	CT
Caries Activity Test	CAT
歯髄電気検査	EPT
電気的根管長測定検査	EMR
細菌簡易培養検査	S 培
歯周基本検査	P 基検
歯周精密検査	P 精検
混合歯列期歯周病検査	P 混検
歯周病部分的再評価検査	P 部検
ポケット測定検査	EPP
総義歯（局部義歯）の適合性検査	FD(PD) - Fit

項　目	略　称
顎運動関連検査	顎運動
歯冠補綴時色調採得検査	色調
チェックバイト	ChB
ゴシックアーチ	GoA
パントグラフ描記法	Ptg
有床義歯咀嚼機能検査 （1のイ下顎運動測定と咀嚼能力測定を併せて行う場合）	咀嚼機能 1 イ
有床義歯咀嚼機能検査 （1のロ 咀嚼能力測定のみを行う場合）	咀嚼機能 1 ロ
有床義歯咀嚼機能検査 （2のイ下顎運動測定と咬合圧測定を併せて行う場合）	咀嚼機能 2 イ
有床義歯咀嚼機能検査 （2のロ 咬合圧測定のみを行う場合）	咀嚼機能 2 ロ
咀嚼能力検査	咀嚼能力
咬合圧検査	咬合圧
舌圧検査	舌圧
精密触覚機能検査	精密触覚

6　画像診断

項　目	略　称
X 線撮影 X‐Ray	X 線
歯科用 X 線フィルム（標準型）	X‐Ray(D)
咬翼型	X‐Ray(BW)
咬合型	X‐Ray(O)
小児型	X‐Ray(P)
全顎※枚法	X‐Ray(全※)
片顎※枚法	X‐Ray(片※)
歯科用 3 次元 X 線断層撮影	歯 CT
歯科画像診断管理加算 1	画診加 1
歯科画像診断管理加算 2	画診加 2
遠隔画像診断	遠画診

7　リハビリテーション

項　目	略　称
歯科口腔リハビリテーション料 1 （1　有床義歯の場合）	歯リハ 1（1）
歯科口腔リハビリテーション料 1 （2　舌接触補助床の場合）	歯リハ 1（2）
歯科口腔リハビリテーション料 1 （3　その他の場合）	歯リハ 1（3）
歯科口腔リハビリテーション料 2	歯リハ 2

8 処置、手術名および麻酔

項　目	略　称
う蝕処置	う蝕
咬合調整	咬調
機械的歯面清掃処置	歯清
歯髄保護処置	PCap
直接歯髄保護処置	直保護または直覆 もしくは直 PCap
間接歯髄保護処置	間保護または間覆 もしくは間 PCap
歯髄温存療法	AIPC
初期う蝕早期充填処置	シーラントまたは填塞
う蝕薬物塗布処置	サホ塗布
知覚過敏処置	Hys 処
フッ化物歯面塗布処置	F 局
麻酔抜髄	麻抜
感染根管処置	感根処
根管内異物除去	RBI
根管貼薬処置	根貼または RCT
根管拡大	拡大
根管形成	RCP
抜髄と同時の根管充填	抜髄即充
感染根管処置と同時の根管充填	感根即充
根管充填	根充または RCF
加圧根管充填処置	CRF
手術用顕微鏡加算	手顕微加
生活歯髄切断	生切
失活歯髄切断	失切
歯根端切除手術	根切
歯根端切除手術(歯科用3次元X線断層撮影装置および手術用顕微鏡を用いた場合)	根切顕微
有床義歯床下粘膜調整処置 （ティッシュコンディショニング）	T. コンデまたは T.cond
歯肉圧排	圧排
歯肉包帯	GBd
プラークコントロール	プラーク.C
歯周疾患処置	P 処
歯周疾患処置(糖尿病を有する患者に使用する場合)	P 処(糖)
歯周基本治療処置	P 基処
歯石除去	除石
スケーリング	SC
スケーリング・ルートプレーニング	SRP
歯周ポケット掻爬	PCur
歯周ポケット掻爬術	掻爬術またはソウハ術
歯周病安定期治療（Ⅰ）	SPT（Ⅰ）
歯周病安定期治療（Ⅱ）	SPT（Ⅱ）
歯周組織再生誘導手術	GTR
新付着手術	略称なし
歯肉切除手術	GEct
歯肉剥離掻爬手術	FOp
手術時歯根面レーザー応用加算	手術歯根
周術期等専門的口腔衛生処置1	術口衛1
周術期等専門的口腔衛生処置2	術口衛2

項　目	略　称
口腔粘膜処置	口処
暫間固定	TFix
口腔内装置	OAp
睡眠時無呼吸症候群に対する口腔内装置	SAS-OAp
舌接触補助床	PAP
口腔内装置調整 (イ 睡眠時無呼吸症候群の治療法としての咬合床の場合)	OAp 調(イ)
口腔内装置調整 (ロ 歯ぎしりに対する口腔内装置の場合)	OAp 調(ロ)
口腔内装置調整(ハ イおよびロ以外の場合)	OAp 調(ハ)
口腔内装置修理	OAp 修
歯肉整形術	GP
歯肉移植術	Gpl
歯槽骨整形手術	AEct
抜歯手術	抜歯または T.EXT
レーザー機器加算1	レ機加1
レーザー機器加算2	レ機加2
レーザー機器加算3	レ機加3
表面(在)麻酔	OA
吸入鎮静法	IS
静脈内鎮静法	静鎮

9 歯冠修復および欠損補綴

項　目	略　称
補綴時診断料	補診
クラウン・ブリッジ維持管理料	補管または維持管
印象採得	imp
単純印象	単 imp または S-imp
連合印象	連 imp または C-imp
咬合圧印象	咬 imp または B-imp
機能印象	機 imp または F-imp
咬合採得	BT
仮床試適	TF
装着	set
未装着	㊥
う蝕歯無痛的窩洞形成加算	う蝕無痛
う蝕歯即時充填形成	充形
う蝕歯インレー修復形成	修形
窩洞形成	KP
歯冠形成	PZ
［生活歯歯冠形成 　失活歯歯冠形成］	生 PZ 失 PZ
根面形成	PW
支台築造　間接法 （ロ　ファイバーポストを用いた場合）	ファイバー(間)

項　目	略　称
支台築造　直接法	ファイバー（直）
（イ　ファイバーポストを用いた場合）	
テンポラリークラウン	TeC
金属歯冠修復	MC
レジン前装金属冠	前装MCまたはゼンソウMC
レジンインレー	RIn
硬質レジンジャケット冠	HJC
CAD/CAM冠	歯CAD
ブリッジ	Br
ポンティック	Pon
高強度硬質レジンブリッジ	HRBr
四分の三冠	3 / 4 Cro
五分の四冠	4 / 5 Cro
全部金属冠	FMC
小児保隙装置	保隙
総義歯	FD
局部義歯	PD
鉤	Cl
コンビネーション鉤	コンビ Cl
間接支台装置	間支
有床義歯修理	床修理
歯冠補綴物修理	Pro 修理
有床義歯内面適合法（硬質材料を用いる場合）	床裏装(硬)または床適合(硬)
有床義歯内面適合法（軟質材料を用いる場合）	床裏装(軟)または床適合(軟)
歯科技工加算1	歯技工1
歯科技工加算2	歯技工2
グラスアイオノマーセメント充填	グセ充
光重合型複合レジン	光 CR 充
エナメルエッチング法	EE
エナメルボンディング法	EB
上顎	UP
下顎	LW

(注)有床義歯内面適合法（軟質材料を用いる場合）の歯科技工加算1および歯科技工加算2についても、同じ略称を使用して差し支えない。

(注)UP または LW を接頭語とする場合は、たとえば上顎総義歯を「UP-FD」のように「-」(ハイフン)でつないで使用する。

項　目	略　称
テトラサイクリンプレステロン軟膏	TCPS パスタ
ヒノポロン口腔用軟膏	HP パスタ
ネオクリーナー「セキネ」	NC
カルビタール	CV
ペリオドン	PO
ヒポクロリットソリューション10%「日薬」	HS
ノブダイン	CZ
クレオドンパスタ	Gu パスタ
歯科用モルホニン	MH
ユージノールセメント	EZ
キャナルス	Ca N
エヌ・ツー・メジカル	N_2 M
ガッタパーチャポイント	G. ポイント
カルボキシレートセメント	カセ
複合レジン	CR
グラスアイオノマーセメント	グセ
仮着用セメント	仮セ

その他カルテ・レセプトで使用できる主な表記

項　目	略　称
小児う蝕治療後の継続管理の選定療養	C 選療
咬合面	O
近心隣接面	M
遠心隣接面	D
頬(唇)側面	B
舌側面	L
口蓋面	P
前歯切端	I

(注)金属歯冠修復および充填にあたって、修復形態の表示は「OM・OB・MOD等」と歯面部位で記載して差し支えない。

10　医薬品名

項　目	略　称
カートリッジ	Ct
歯科用(口腔用)アフタゾロン	AFS
テラ・コートリル軟膏	TK パスタ
歯科用貼布剤	Af
プレステロン「歯科用軟膏」	PS パスタ

押さえておきたい 保険医療機関への指導に関する正しい知識

付録1

　保険医は、日常の保険診療を行うにあたり、日進月歩の歯科医療についての知識や技術の習得に努力することが求められる一方で、行政側からは健康保険法等の規定に基づき、「保険医療機関及び保険医療養担当規則(101頁参照)」等に定める保険診療の取り扱いならびに診療報酬の請求等に関する事項を遵守することが求められ、場合によっては適正な保険診療がなされるように指導大綱に沿った指導が適宜実施されることに留意しておく必要がある。

1　指導対象別の項目

★は99頁「保険医療機関等の指導・監査の流れ」の図に対応

1）集団指導★1

❶ 新規指定時の集団指導

　原則、翌月1日に指定される医療機関を対象として、「保険医療機関の事務手続き」「保険医療機関及び保険医療養担当規則」「過去の指導等における指摘事項」の周知をはかるため、毎月実施される集団方式による指導。

❷ 臨床研修病院等に対する集団指導

　臨床研修病院等から求めがあった場合に適宜実施される指導。

❸ 新規登録保険医の集団指導

　新規に登録された保険医を対象として「医療保険制度の概要」「保険医療機関及び保険医療養担当規則」等について周知をはかるため、年1回実施される指導。

2）集団的個別指導★2および都道府県個別指導★3

　指導対象保険医療機関等の選定については、「指導大綱」「指導大綱関係実施要領」および関係通知に基づくとされている。

❶ 集団的個別指導

　前年度内のレセプト1件当たりの平均点数が高い保険医療機関について、1件当たりの平均点数が高い順に選定され、かつ、前年度および前々年度に個別指導(新規個別指導を含む)または集団的個別指導を受けた保険医療機関、および今年度に個別指導(新規個別指導を含む)を予定している保険医療機関を除き、レセプト1件当たりの平均点数が各都道府県の平均点数の1.2倍を超えるおおむね8％にあたる保険医療機関を対象に実施される(ただし、平成28年度は一般分および後期高齢者分を合算した1か月の平均取扱件数が30件未満の保険医療機関を除く)。なお、実施にあたっては、平成10年3月18日付保険発第36号に基づく都道府県個別指導が優先されることから、とくに面談による指導が必要と認められる保険医療機関を除き、基本的には集団部分のみの実施となる。

❷ 都道府県個別指導　（詳細は **3** を参照のこと）

　被保険者等から診療内容または診療報酬の請求に関する情報の提供があり、都道府県個別指導が必要と認められた保険医療機関、都道府県個別指導の結果、措置が「再指導」となった保険医療機関、正当な理由がなく集団的個別指導を拒否した保険医療機関、ならびに前年度に集団的個別指導を受け、次年度の実績においても高点数であるもの(上位から)を対象に保険医療機関のおおむね4％程度が選定される。

3）共同指導★4

都道府県個別指導でも改善されない場合や集団的個別指導を受けた後、翌年度の実績も高点数である場合などに、都道府県と厚生労働省による共同で実施される指導。

4）特定共同指導★5

臨床研修指定病院、大学附属病院、特定機能病院、複数の都道府県に所在する同一開設者にかかわる比較的規模の大きな保険医療機関や、その他とくに緊急性を要する場合等で特定共同指導が必要と認められるときなどに、都道府県と厚生労働省による共同で実施される指導。

5）新規個別指導★6（詳細は 2 を参照のこと）

新規に指定を受けた保険医療機関を対象に、新規指定後おおむね 6 か月を経過後、個別指導方式により実施される指導。

集団的個別指導および都道府県個別指導が実施される保険医療機関は、厚生労働省から医療機関別平均値リストが都道府県に送られた後、指導計画作成までの間に選定委員会が開催され、選定基準に基づいて選定される。なお、年度途中の情報で早急に指導が必要とされた保険医療機関は、適宜選定委員会で選定のうえ、実施される。

2　新規個別指導について

1）指導対象者

新規に保険医療機関の指定を受けた医療機関の開設者、管理者、勤務している保険医。そのなかで管理者の出席は必ず求められる。

2）指導の時期

新規指定後、おおむね 6 か月経過後に実施される。場合によっては 1 年を超えることもある。

3）指導の通知

新規個別指導の 1 か月前に地方厚生（支）局長より開設者宛に目的、日時、場所、出席者、持参物、連絡先などを記載した書面が送付される。

4）対象患者の連絡

指導日の 1 週間前に10人分の対象患者のリストが郵送される。

5）持参するもの

❶ カルテ（自費診療分も含む）

カルテは対象患者のリスト順に整理する。

❷ 歯科衛生士業務記録等（歯科衛生実地指導時の提供文書の写しでも可）、歯科技工指示書、納品伝票

❸ Ｘ線フィルム（パノラマ、デンタル等）、口腔内カラー写真

デジタル映像として電子媒体に保存している場合はプリントアウトしたもの、または地区によっては電子データと表示できるパソコンの持参でも可。

❹ 平行測定模型、未装着技工物

※❶〜❹については、対象患者にかかわる初診時〔直近の初診日ではなく当該医療機関（遡及指定の場合は前医療機関も含む）に初めて受診した日をいう〕から現在までのもの。ただし、保存期間が終了していない記録が対象。

❺ 診療、請求に関する帳票類

　患者ごとの一部負担金徴収にかかわる日計表　（平成○年○月以降現在まで）

　予約簿　（平成○年○月以降現在まで）

❻ 様式〔領収証、明細書、処方箋の様式(いずれもコピーで可)〕

　処方箋は院外処方箋を発行している場合。複写式の処方箋は発行済の控えを持参する。

❼ 請求事務を外部委託している場合は、現在契約している所との契約書等

❽ 「保険医療機関の概要」

　通知と一緒に送付されるので記入して持参する。

❾ 保険医登録票(出席する勤務医も含む)

❿ 開設者の印鑑

3　都道府県個別指導について

1）指導対象者

- 被保険者等から診療内容、診療報酬請求に関する情報提供で指導が必要と認められた保険医療機関
- 前回の個別指導の結果、「再指導」となった保険医療機関
- 正当な理由がなく、集団的個別指導を拒否した保険医療機関
- 集団的個別指導を受けた次年度の実績においても高点数の上位の保険医療機関の開設者、管理者、勤務している保険医。そのなかで管理者の出席は必ず求められる。

2）指導の時期

　選定委員会にて選定された保険医療機関に対し、適宜実施される。

3）指導の通知

　個別指導の1か月前に地方厚生(支)局長より開設者宛に目的、日時、場所、出席者、持参物、連絡先等を記載した書面が送付される。

4）対象患者の連絡

　指導日の1週間前に20人、前日(正午まで)に10人(計30人)分の対象患者のリストが郵送される。

5）持参するもの

❶ カルテ(自費診療分も含む)

　1週間前、前日に送付される対象患者のリスト順に整理する。

❷〜❿　前項「2 - 5）持参するもの」❷〜❿と同じ

⓫ 購入、納品伝票

　金属材料、薬剤、その他の歯科材料等　（平成○年○月以降現在まで）

　酸素　（平成○年○月以降現在まで）

⓬ 審査・支払機関からの返戻、増減点通知に関する書類　（平成○年○月以降現在まで）

⓭ 患者への交付文書の様式

　クラウン・ブリッジ維持管理料にかかわる案内書、薬剤情報提供に関する文書または薬袋等、医学管理等にかかわる情報提供文書など。

なお、新規個別指導および都道府県個別指導については、長期療養患者等のため、カルテ等の書類が膨大で持参が困難になる場合は、通知に記載された連絡先に問い合わせを行うこと。

平成28年度における保険医療機関等の指導・監査等の実施状況

1）指導の実施状況

❶ 個別指導★3

区　分	医　科	歯　科	薬　局	合　計
保険医療機関等	1,601件	1,324件	1,598件	4,523件
保険医等	4,986人	1,979人	2,326人	9,291人

❷ 新規個別指導★6

区　分	医　科	歯　科	薬　局	合　計
保険医療機関等	2,154件	1,599件	2,420件	6,173件
保険医等	2,918人	1,613人	2,880人	7,411人

❸ 集団的個別指導★2

区　分	医　科	歯　科	薬　局	合　計
保険医療機関等	4,630件	4,920件	4,130件	13,680件

2）適時調査の実施状況

区　分	医　科	歯　科	薬　局	合　計
保険医療機関等	3,356件	7 件	0 件	3,363件

3）監査★7の実施状況

区　分	医　科	歯　科	薬　局	合　計
保険医療機関等	28件	39件	7 件	74件
保険医等	103人	120人	40人	263人

4）保険医療機関等の指定取消等および保険医等の登録取消等★8の状況

区　分		医　科	歯　科	薬　局	合　計
保険医療機関等	指定取消	3 件	13件	1 件	17件
	指定取消相当	5 件	5 件	0 件	10件
	計	8 件	18件	1 件	27件
保険医等	登録取消	5 人	13人	1 人	19人
	登録取消相当	1 人	1 人	0 人	2 人
	計	6 人	14人	1 人	21人

5）保険医療機関等の指定取消等にかかわる端緒

❶ 保険者等からの情報提供　18件

（保険者、医療機関従事者等、医療費通知に基づく被保険者等）

❷ その他　9件

6）返還金額の状況

内訳	金額
指導による返還分	40億8,898万円
適時調査による返還分	43億5,931万円
監査による返還分	4 億4,705万円
計	88億9,535万円

（厚生労働省保険局医療課医療指導監査室「平成28年度における保険医療機関等の指導・監査等の実施状況」より）

指導・監査等にかかわる用語解説

（厚生労働省保険局医療課医療指導監査室「平成28年度における保険医療機関等の指導・監査等の実施状況」より抜粋改変）

1．全般的事項

1）不正請求

診療報酬（調剤報酬を含む。以下同じ）の請求のうち、詐欺や不法行為に当たるもの。架空請求、付増請求、振替請求、二重請求、その他の請求に区分される。

❶ 架空請求

実際に診療（調剤を含む。以下同じ）を行っていない者について、診療をしたかのごとく請求すること。診療が継続している者であっても、当該診療月に診療行為がないにもかかわらず請求を行った場合、当該診療月分については架空請求となる。

❷ 付増請求

診療行為の回数（日数）、数量、内容等を実際に行ったものより多く請求すること。

❸ 振替請求

実際に行った診療内容を保険点数の高い他の診療内容に振り替えて請求すること。

❹ 二重請求

自費診療を行って患者から費用を受領しているにもかかわらず、保険でも診療報酬を請求すること。

❺ その他の請求

- 医師数、看護師数等が医療法の標準数を満たしていないにもかかわらず、入院基本料を減額せずに請求した場合
- 入院患者数の平均が基準以上であるにもかかわらず、入院基本料を減額せずに請求した場合
- 施設基準の要件を満たしていないにもかかわらず、虚偽の届出を行った場合
- 保険診療と認められないものを請求した場合（患者からの依頼のない往診、健康診断、無診察投薬、自己診療等）

など

2）不当請求

診療報酬の請求のうち、算定要件を満たしていないなど、その妥当性を欠くもの。
例：「指導の要点」をカルテに記載することを条件に算定が認められている診療報酬について、カルテに指導の要点を記載していない。

3）返還金額

個別指導、新規個別指導、適時調査または監査の結果、不正請求または不当請求が確認された場合に、同様の事故について保険医療機関等において自主点検のうえ地方厚生（支）局に提出した返還同意書に記載された金額。

2．指導関係

1）指導

保険医療機関等、保険医等に対して、保険診療・保険調剤の質的向上および適正化を図ることを目的として、療養担当規則等に定められている診療方針、診療報酬・調剤報酬の請求方法、保険医療の事務取扱等について周知徹底する（健康保険法第73条等、111頁参照）。実施対象や方法等により集団指導、集団的個別指導、個別指導に分類される。

2）個別指導★3

指導の一類型であり、地方厚生（支）局および都道府県が指導対象となる保険医療機関等を一定の場所に集めて、または当該保険医療機関等において個別に面接懇談方式により行う。なお、個別指導には、このほかに厚生労働省が主体となって実施する（特定）共同指導★4、5がある。指導完了後は、その内容に応じて、必要な措置（おおむね妥当・経過観察・再指導・要監査）が採られる。

3）新規個別指導★6

個別指導のうち、新たに指定された保険医療機関等を対象として行われるもの。

4）集団的個別指導★2

指導の一類型であり、地方厚生（支）局および都道府県が共同で指導対象となる保険医療機関等を一定の場所に集めて、個別に簡便な面接懇談方式により行う。

3．適時調査関係

1）施設基準

一定の人員要件や設備要件を充足している場合に、地方厚生（支）局長へ所定の届出を行うことにより、診療報酬の算定において通常よりも高い点数が算定可能となるもの。具体的には、看護師の配置を手厚くすることにより算定が認められる入院基本料等、約400種類の施設基準がある。

2）適時調査

施設基準を届け出ている保険医療機関等について、地方厚生（支）局が当該保険医療機関等に直接赴いて、届け出られている施設基準の充足状況を確認するために行う調査。

4．監査関係

1）監査★7

保険医療機関等の診療内容または診療報酬の請求について、不正または著しい不当が疑われる場合等において、的確に事実関係を把握するために行う（健康保険法第78条等、111頁参照）。なお、監査完了後、確認された事実に応じて、必要な措置（取消処分・戒告・注意）が採られる。

2）取消★8

監査後に採られる行政上の措置のひとつ。保険医療機関等の指定取消処分および保険医等の登録取消処分のことであり、つぎのいずれかに該当する場合に取消処分の対象となる。

❶ 故意に不正または不当な診療を行った場合
❷ 故意に不正または不当な診療報酬の請求を行った場合
❸ 重大な過失により、不正または不当な診療をしばし
ば行った場合
❹ 重大な過失により、不正または不当な診療報酬の請求をしばしば行った場合

取消処分を受けると、その旨が公表されるほか、原則として5年間、保険医療機関等の再指定および保険医等の再登録を受けることができないこととなる。

3）取消相当★8

本来、取消処分（保険医療機関等の指定取消、保険医等の登録取消）を行うべき事案について、保険医療機関等がすでに廃止され、または保険医等がすでにその登録を抹消している等のため、これら行政処分を行えない場合に行われる取り扱いであり、取消処分の場合と同様、取消相当である旨が公表されるほか、原則として5年間、再指定（再登録）を受けることができないこととなる。

保険医療機関等の指導・監査の流れ

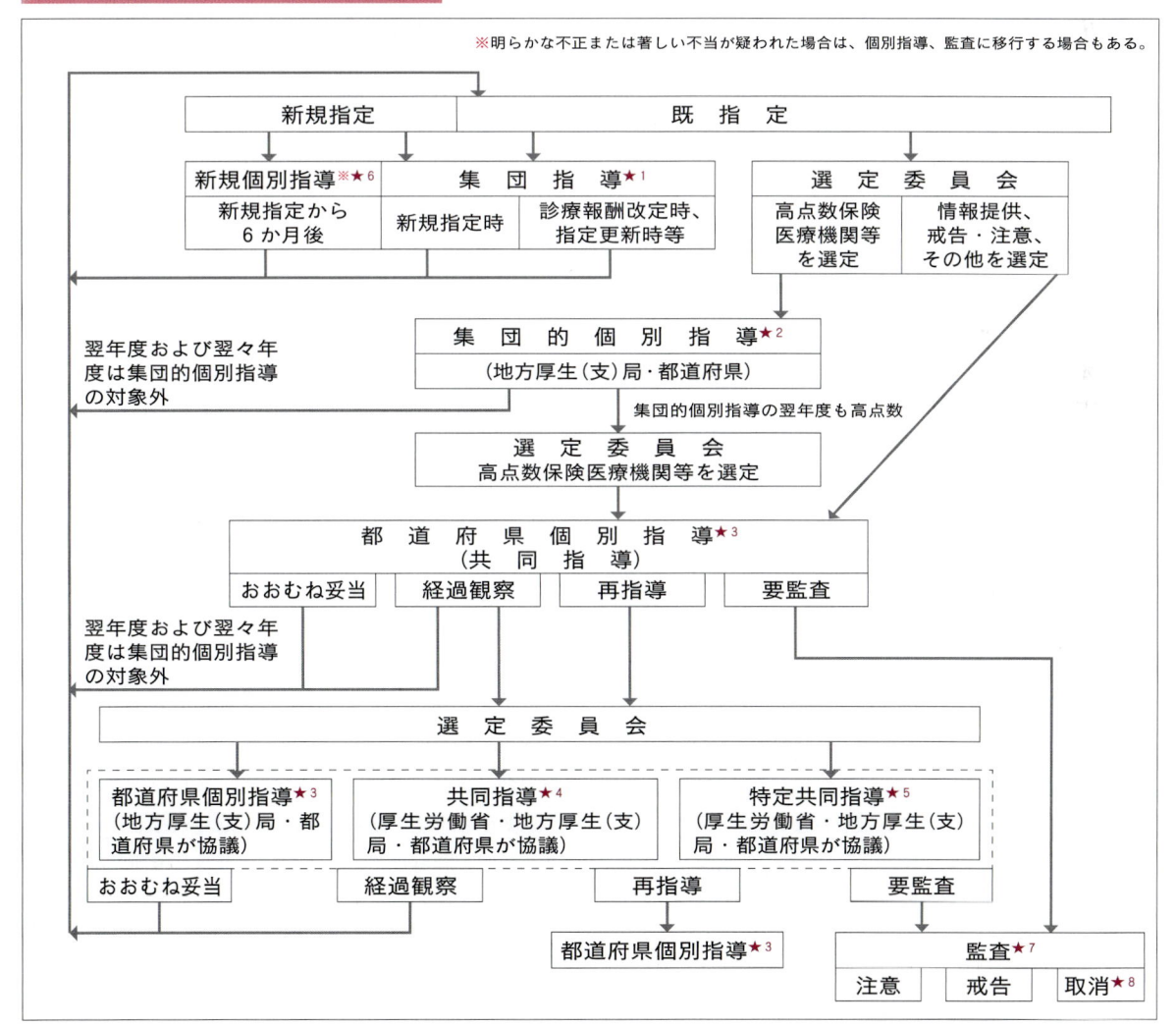

（厚生労働省「保険診療における指導・監査」ホームページ http://www.mhlw.go.jp/seisakunitsuite/bunya/kenkou_iryou/iryouhoken/dl/shidou_kansa_08.pdf より改変）

付録 2

歯科医師が最低限知っておくべき
関連法令集

歯科医師法（抜粋）

（総則）

第1条 歯科医師は、歯科医療及び保健指導を掌ることによって、公衆衛生の向上及び増進に寄与し、もって国民の健康な生活を確保するものとする。

（歯科医師免許）

第2条 歯科医師になろうとする者は、歯科医師国家試験に合格し、厚生労働大臣の免許を受けなければならない。

第3条 未成年者、成年被後見人又は被保佐人には、免許を与えない。

第4条 次の各号のいずれかに該当する者には、免許を与えないことがある。

1 心身の障害により歯科医師の業務を適正に行うことができない者として厚生労働省令で定めるもの

2 麻薬、大麻又はあへんの中毒者

3 罰金以上の刑に処せられた者

4 前号に該当する者を除くほか、医事に関し犯罪又は不正の行為のあった者

第7条 歯科医師が、第3条に該当するときは、厚生労働大臣は、その免許を取り消す。

2 歯科医師が第4条各号のいずれかに該当し、又は歯科医師としての品位を損するような行為のあったときは、厚生労働大臣は、次に掲げる処分をすることができる。

1 戒告

2 3年以内の歯科医業の停止

3 免許の取消し

（臨床研修）

第16条の2 診療に従事しようとする歯科医師は、1年以上、歯学若しくは医学を履修する課程を置く大学に附属する病院（歯科医業を行わないものを除く。）又は厚生労働大臣の指定する病院若しくは診療所において、臨床研修を受けなければならない。

（歯科医師の業務）

第17条 歯科医師でなければ、歯科医業をなしてはならない。

第18条 歯科医師でなければ、歯科医師又はこれに紛らわしい名称を用いてはならない。

第19条 診療に従事する歯科医師は、診察治療の求があった場合には、正当な事由がなければ、これを拒んではならない。

2 診療をなした歯科医師は、診断書の交付の求があった場合は、正当な事由がなければ、これを拒んではならない。

第20条 歯科医師は、自ら診察しないで治療をし、又は診断書若しくは処方せんを交付してはならない。

第21条 歯科医師は、患者に対し治療上薬剤を調剤して投与する必要があると認めた場合には、患者又は現にその看護に当っている者に対して処方せんを交付しなければならない。ただし、患者又は現にその看護に当っている者が処方せんの交付を必要としない旨を申し出た場合及び次の各号の一に該当する場合においては、その限りでない。

1 暗示的効果を期待する場合において、処方せんを交付することがその目的の達成を妨げるおそれがある場合

2 処方せんを交付することが診療又は疾病の予後について患者に不安を与え、その疾病の治療を困難にするおそれがある場合

3 病状の短時間ごとの変化に即応して薬剤を投与する場合

4 診断又は治療方法の決定していない場合

5 治療上必要な応急の措置として薬剤を投与する場合

6 安静を要する患者以外に薬剤の交付を受けることができる者がいない場合

7 薬剤師が乗り組んでいない船舶内において、薬剤を投与する場合

第22条 歯科医師は、診療をしたときは、本人又はその保護者に対し、療養の方法その他保健の向上に必要な事項の指導をしなければならない。

第23条 歯科医師は、診療をしたときは、遅滞なく診療に関する事項を診療録に記載しなければならない。

2 前項の診療録であって、病院又は診療所に勤務する歯科医師のした診療に関するものは、その病院又は診療所の管理者において、その他の診療に関するものは、その歯科医師において、5年間これを保存しなければならない。

（罰則）

第29条 次の各号のいずれかに該当する者は、3年以下

の懲役若しくは100万円以下の罰金に処し、又はこれを併科する。

1　第17条の規定に違反した者

2　虚偽又は不正の事実に基づいて歯科医師免許を受けた者

2　前項第1号の罪を犯した者が、歯科医師又はこれに類似した名称を用いたものであるときは、3年以下の

懲役若しくは200万円以下の罰金に処し、又はこれを併科する。

第30条　第7条第2項の規定により歯科医業の停止を命ぜられた者で、当該停止を命ぜられた期間中に、歯科医業を行ったものは、1年以下の懲役若しくは50万円以下の罰金に処し、又はこれを併科する。

保険医療機関及び保険医療養担当規則

第1章　保険医療機関の療養担当

（療養の給付の担当の範囲）

第1条　保険医療機関が担当する療養の給付並びに被保険者及び被保険者であった者並びにこれらの者の被扶養者の療養（以下単に「療養の給付」という。）の範囲は、次のとおりとする。

1　診察

2　薬剤又は治療材料の支給

3　処置、手術その他の治療

4　居宅における療養上の管理及びその療養に伴う世話その他の看護

5　病院又は診療所への入院及びその療養に伴う世話その他の看護

（療養の給付の担当方針）

第2条　保険医療機関は、懇切丁寧に療養の給付を担当しなければならない。

2　保険医療機関が担当する療養の給付は、被保険者及び被保険者であった者並びにこれらの者の被扶養者である患者（以下単に「患者」という。）の療養上妥当適切なものでなければならない。

（診療に関する照会）

第2条の2　保険医療機関は、その担当した療養の給付に係る患者の疾病又は負傷に関し、他の保険医療機関から照会があった場合には、これに適切に対応しなければならない。

（適正な手続の確保）

第2条の3　保険医療機関は、その担当する療養の給付に関し、厚生労働大臣又は地方厚生局長若しくは地方厚生支局長に対する申請、届出等に係る手続及び療養の給付に関する費用の請求に係る手続を適正に行わなければならない。

（健康保険事業の健全な運営の確保）

第2条の4　保険医療機関は、その担当する療養の給付に関し、健康保険事業の健全な運営を損なうことのないよう努めなければならない。

（経済上の利益の提供による誘引の禁止）

第2条の4の2　保険医療機関は、患者に対して、第5条の規定により受領する費用の額に応じて当該保険医療機関が行う収益業務に係る物品の対価の額の値引きをすることその他の健康保険事業の健全な運営を損なうおそれのある経済上の利益の提供により、当該患者が自己の保険医療機関において診療を受けるように誘引してはならない。

2　保険医療機関は、事業者又はその従業員に対して、患者を紹介する対価として金品を提供することその他の健康保険事業の健全な運営を損なうおそれのある経済上の利益を提供することにより、患者が自己の保険医療機関において診療を受けるように誘引してはならない。

（特定の保険薬局への誘導の禁止）

第2条の5　保険医療機関は、当該保険医療機関において健康保険の診療に従事している保険医（以下「保険医」という。）の行う処方せんの交付に関し、患者に対して特定の保険薬局において調剤を受けるべき旨の指示等を行ってはならない。

2　保険医療機関は、保険医の行う処方せんの交付に関し、患者に対して特定の保険薬局において調剤を受けるべき旨の指示等を行うことの対償として、保険薬局から金品その他の財産上の利益を収受してはならない。

（掲示）

第2条の6　保険医療機関は、その病院又は診療所内の見やすい場所に、第5条の3第4項、第5条の3の2第4項及び第5条の4第2項に規定する事項のほか、別に厚生労働大臣が定める事項を掲示しなければならない。

（受給資格の確認）

第3条　保険医療機関は、患者から療養の給付を受けることを求められた場合には、その者の提出する被保険者証によって療養の給付を受ける資格があることを確めなければならない。ただし、緊急やむを得ない事由によって被保険者証を提出することができない患者で

あって、療養の給付を受ける資格が明らかなものについては、この限りでない。

（要介護被保険者等の確認）

第3条の2 保険医療機関等は、患者に対し、訪問看護、訪問リハビリテーションその他の介護保険法（平成9年法律第123号）第8条第1項に規定する居宅サービス又は同法第8条の2第1項に規定する介護予防サービスに相当する療養の給付を行うに当たっては、同法第12条第3項に規定する被保険者証の提示を求めるなどにより、当該患者が同法第62条に規定する要介護被保険者等であるか否かの確認を行うものとする。

（被保険者証の返還）

第4条 保険医療機関は、当該患者に対する療養の給付を担当しなくなったとき、その他正当な理由により当該患者から被保険者証の返還を求められたときは、これを遅滞なく当該患者に返還しなければならない。ただし、当該患者が死亡した場合は、健康保険法（大正11年法律第70号。以下「法」という。）第100条、第105条又は第113条の規定により埋葬料、埋葬費又は家族埋葬料を受けるべき者に返還しなければならない。

（一部負担金等の受領）

第5条 保険医療機関は、被保険者又は被保険者であった者については法第74条の規定による一部負担金、法第85条に規定する食事療養標準負担額（同条第2項の規定により算定した費用の額が標準負担額に満たないときは、当該費用の額とする。以下単に「食事療養標準負担額」という。）、法第85条の2に規定する生活療養標準負担額（同条第2項の規定により算定した費用の額が生活療養標準負担額に満たないときは、当該費用の額とする。以下単に「生活療養標準負担額」という。）又は法第86条の規定による療養（法第63条第2項第1号に規定する食事療養（以下「食事療養」という。）及び同項第2号に規定する生活療養（以下「生活療養」という。）を除く。）についての費用の額に法第74条第1項各号に掲げる場合の区分に応じ、同項各号に定める割合を乗じて得た額（食事療養を行った場合においては食事療養標準負担額を加えた額とし、生活療養を行った場合においては生活療養標準負担額を加えた額とする。）の支払を、被扶養者については法第76条第2項、第85条第2項、第85条の2第2項又は第86条第2項第1号の費用の額の算定の例により算定された費用の額から法第110条の規定による家族療養費として支給される額に相当する額を控除した額の支払を受けるものとする。

2 保険医療機関は、食事療養に関し、当該療養に要する費用の範囲内において法第85条第2項又は第110条第3項の規定により算定した費用の額を超える金額の支払を、生活療養に関し、当該療養に要する費用の範

囲内において法第85条の2第2項又は第110条第3項の規定により算定した費用の額を超える金額の支払を、法第63条第2項第3号に規定する評価療養（以下「評価療養」という。）、同項第4号に規定する患者申出療養（以下「患者申出療養」という。）又は同項第5号に規定する選定療養（以下「選定療養」という。）に関し、当該療養に要する費用の範囲内において法第86条第2項又は第110条第3項の規定により算定した費用の額を超える金額の支払を受けることができる。

3 保険医療機関のうち医療法（昭和23年法律第205号）第4条第1項に規定する地域医療支援病院（同法の規定に基づき許可を受け、若しくは届出をし、又は承認を受けた病床（第11条第2項において「許可病床」という。）の数が400以上であるものに限る。）及び同法第4条の2第1項に規定する特定機能病院であるものは、法第70条第3項に規定する保険医療機関相互間の機能の分担及び業務の連携のための措置として、次に掲げる措置を講ずるものとする。

1 患者の病状その他の患者の事情に応じた適切な他の保険医療機関を当該患者に紹介すること。

2 選定療養（厚生労働大臣の定めるものに限る。）に関し、当該療養に要する費用の範囲内において厚生労働大臣の定める金額以上の金額の支払を受けること。（厚生労働大臣の定める場合を除く。）

（領収証等の交付）

第5条の2 保険医療機関は、前条の規定により患者から費用の支払を受けるときは、正当な理由がない限り、個別の費用ごとに区分して記載した領収証を無償で交付しなければならない。

2 厚生労働大臣の定める保険医療機関は、前項に規定する領収証を交付するときは、正当な理由がない限り、当該費用の計算の基礎となった項目ごとに記載した明細書を交付しなければならない。

3 前項に規定する明細書の交付は、無償で行わなければならない。

第5条の2の2 前条第2項に規定する厚生労働大臣の定める保険医療機関は、公費負担医療（厚生労働大臣の定めるものに限る。）を担当した場合（第5条第1項の規定により患者から費用の支払を受ける場合を除く。）において、正当な理由がない限り、当該公費負担医療に関する費用の請求に係る計算の基礎となった項目ごとに記載した明細書を交付しなければならない。

2 前項に規定する明細書の交付は、無償で行わなければならない。

（食事療養）

第5条の3 保険医療機関は、その入院患者に対して食事療養を行うに当たっては、病状に応じて適切に行うとともに、その提供する食事の内容の向上に努めなけ

ればならない。

2　保険医療機関は、食事療養を行う場合には、次項に規定する場合を除き、食事療養標準負担額の支払を受けることにより食事を提供するものとする。

3　保険医療機関は、第5条第2項の規定による支払を受けて食事療養を行う場合には、当該療養にふさわしい内容のものとするほか、当該療養を行うに当たり、あらかじめ、患者に対しその内容及び費用に関して説明を行い、その同意を得なければならない。

4　保険医療機関は、その病院又は診療所の病棟等の見やすい場所に、前項の療養の内容及び費用に関する事項を掲示しなければならない。

（生活療養）

第5条の3の2　保険医療機関は、その入院患者に対して生活療養を行うに当たっては、病状に応じて適切に行うとともに、その提供する食事の内容の向上並びに温度、照明及び給水に関する適切な療養環境の形成に努めなければならない。

2　保険医療機関は、生活療養を行う場合には、次項に規定する場合を除き、生活療養標準負担額の支払を受けることにより食事を提供し、温度、照明及び給水に関する適切な療養環境を形成するものとする。

3　保険医療機関は、第5条第2項の規定による支払を受けて生活療養を行う場合には、当該療養にふさわしい内容のものとするほか、当該療養を行うに当たり、あらかじめ、患者に対しその内容及び費用に関して説明を行い、その同意を得なければならない。

4　保険医療機関は、その病院又は診療所の病棟等の見やすい場所に、前項の療養の内容及び費用に関する事項を掲示しなければならない。

（保険外併用療養費に係る療養の基準等）

第5条の4　保険医療機関は、評価療養、患者申出療養又は選定療養に関して第5条第2項又は第3項第2号の規定による支払を受けようとする場合において、当該療養を行うに当たり、その種類及び内容に応じて厚生労働大臣の定める基準に従わなければならないほか、あらかじめ、患者に対しその内容及び費用に関して説明を行い、その同意を得なければならない。

2　保険医療機関は、その病院又は診療所の見やすい場所に、前項の療養の内容及び費用に関する事項を掲示しなければならない。

（証明書等の交付）

第6条　保険医療機関は、患者から保険給付を受けるために必要な保険医療機関又は保険医の証明書、意見書等の交付を求められたときは、無償で交付しなければならない。ただし、法第87条第1項の規定による療養費（柔道整復を除く施術に係るものに限る。）、法第99条第1項の規定による傷病手当金、法第101条の規定

による出産育児一時金、法第102条第1項の規定による出産手当金又は法第114条の規定による家族出産育児一時金に係る証明書又は意見書については、この限りでない。

（指定訪問看護の事業の説明）

第7条　保険医療機関は、患者が指定訪問看護事業者（法第88条第1項に規定する指定訪問看護事業者並びに介護保険法第41条第1項本文に規定する指定居宅サービス事業者（訪問看護事業を行う者に限る。）及び同法第53条第1項に規定する指定介護予防サービス事業者（介護予防訪問看護事業を行う者に限る。）をいう。以下同じ。）から指定訪問看護（法第88条第1項に規定する指定訪問看護並びに介護保険法第41条第1項本文に規定する指定居宅サービス（同法第8条第4項に規定する訪問看護の場合に限る。）及び同法第53条第1項に規定する指定介護予防サービス（同法第8条の2第3項に規定する介護予防訪問看護の場合に限る。）をいう。以下同じ。）を受ける必要があると認めた場合には、当該患者に対しその利用手続、提供方法及び内容等につき十分説明を行うよう努めなければならない。

（診療録の記載及び整備）

第8条　保険医療機関は、第22条の規定による診療録に療養の給付の担当に関し必要な事項を記載し、これを他の診療録と区別して整備しなければならない。

（帳簿等の保存）

第9条　保険医療機関は、療養の給付の担当に関する帳簿及び書類その他の記録をその完結の日から3年間保存しなければならない。ただし、患者の診療録にあっては、その完結の日から5年間とする。

（通知）

第10条　保険医療機関は、患者が次の各号の一に該当する場合には、遅滞なく、意見を付して、その旨を全国健康保険協会又は当該健康保険組合に通知しなければならない。

1　家庭事情等のため退院が困難であると認められたとき。

2　闘争、泥酔又は著しい不行跡によって事故を起したと認められたとき。

3　正当な理由がなくて、療養に関する指揮に従わないとき。

4　詐欺その他不正な行為により、療養の給付を受け、又は受けようとしたとき。

（入院）

第11条　保険医療機関は、患者の入院に関しては、療養上必要な寝具類を具備し、その使用に供するとともに、その病状に応じて適切に行い、療養上必要な事項について適切な注意及び指導を行わなければならない。

2　保険医療機関は、病院にあっては、許可病床数の範

囲内で、診療所にあっては、医療法の規定に基づき許可を受け、若しくは届出をし、又は通知をした病床数の範囲内で、それぞれ患者を入院させなければならない。ただし、災害その他のやむを得ない事情がある場合は、この限りでない。

（看護）

第11条の2　保険医療機関は、その入院患者に対して、患者の負担により、当該保険医療機関の従業者以外の者による看護を受けさせてはならない。

2　保険医療機関は、当該保険医療機関の従業者による看護を行うため、従業者の確保等必要な体制の整備に努めなければならない。

（報告）

第11条の3　保険医療機関は、厚生労働大臣が定める療養の給付の担当に関する事項について、地方厚生局長又は地方厚生支局長に定期的に報告を行わなければならない。

2　前項の規定による報告は、当該保険医療機関の所在地を管轄する地方厚生局又は地方厚生支局の分室がある場合においては、当該分室を経由して行うものとする。

第2章　保険医の診療方針等

（診療の一般的方針）

第12条　保険医の診療は、一般に医師又は歯科医師として診療の必要があると認められる疾病又は負傷に対して、適確な診断をもととし、患者の健康の保持増進上妥当適切に行われなければならない。

（療養及び指導の基本準則）

第13条　保険医は、診療に当っては、懇切丁寧を旨とし、療養上必要な事項は理解し易いように指導しなければならない。

（指導）

第14条　保険医は、診療にあたっては常に医学の立場を堅持して、患者の心身の状態を観察し、心理的な効果をも挙げることができるよう適切な指導をしなければならない。

第15条　保険医は、患者に対し予防衛生及び環境衛生の思想のかん養に努め、適切な指導をしなければならない。

（転医及び対診）

第16条　保険医は、患者の疾病又は負傷が自己の専門外にわたるものであるとき、又はその診療について疑義があるときは、他の保険医療機関へ転医させ、又は他の保険医の対診を求める等診療について適切な措置を講じなければならない。

（診療に関する照会）

第16条の2　保険医は、その診療した患者の疾病又は負傷に関し、他の保険医療機関又は保険医から照会があつた場合には、これに適切に対応しなければならない。

（施術の同意）

第17条　保険医は、患者の疾病又は負傷が自己の専門外にわたるものであるという理由によって、みだりに、施術業者の施術を受けさせることに同意を与えてはならない。

（特殊療法等の禁止）

第18条　保険医は、特殊な療法又は新しい療法等については、厚生労働大臣の定めるもののほか行ってはならない。

（使用医薬品及び歯科材料）

第19条　保険医は、厚生労働大臣の定める医薬品以外の薬物を患者に施用し、又は処方してはならない。ただし、医薬品、医療機器等の品質、有効性及び安全性の確保等に関する法律（昭和35年法律第145号）第2条第17項に規定する治験（以下「治験」という。）に係る診療において、当該治験の対象とされる薬物を使用する場合その他厚生労働大臣が定める場合においては、この限りでない。

2　歯科医師である保険医は、厚生労働大臣の定める歯科材料以外の歯科材料を歯冠修復及び欠損補綴において使用してはならない。ただし、治験に係る診療において、当該治験の対象とされる機械器具等を使用する場合その他厚生労働大臣が定める場合においては、この限りでない。

（健康保険事業の健全な運営の確保）

第19条の2　保険医は、診療に当たっては、健康保険事業の健全な運営を損なう行為を行うことのないよう努めなければならない。

（特定の保険薬局への誘導の禁止）

第19条の3　保険医は、処方せんの交付に関し、患者に対して特定の保険薬局において調剤を受けるべき旨の指示等を行ってはならない。

2　保険医は、処方せんの交付に関し、患者に対して特定の保険薬局において調剤を受けるべき旨の指示等を行うことの対償として、保険薬局から金品その他の財産上の利益を収受してはならない。

（指定訪問看護事業との関係）

第19条の4　医師である保険医は、患者から訪問看護指示書の交付を求められ、その必要があると認めた場合には、速やかに、当該患者の選定する訪問看護ステーション（指定訪問看護事業者が当該指定に係る訪問看護事業を行う事業所をいう。以下同じ。）に交付しなければならない。

2　医師である保険医は、訪問看護指示書に基づき、適切な訪問看護が提供されるよう、訪問看護ステーション及びその従業者からの相談に際しては、当該指定訪

問看護を受ける者の療養上必要な事項について適切な注意及び指導を行わなければならない。

（診療の具体的方針）

第20条　医師である保険医の診療の具体的方針は、前12条の規定によるほか、次に掲げるところによるものとする。

1　診察
　イ　診察は、特に患者の職業上及び環境上の特性等を顧慮して行う。
　ロ　診察を行う場合は、患者の服薬状況及び薬剤服用歴を確認しなければならない。ただし、緊急やむを得ない場合については、この限りではない。
　ハ　健康診断は、療養の給付の対象として行ってはならない。
　ニ　往診は、診療上必要があると認められる場合に行う。
　ホ　各種の検査は、診療上必要があると認められる場合に行う。
　ヘ　ホによるほか、各種の検査は、研究の目的をもって行ってはならない。ただし、治験に係る検査については、この限りでない。

2　投薬
　イ　投薬は、必要があると認められる場合に行う。
　ロ　治療上1剤で足りる場合には1剤を投与し、必要があると認められる場合に2剤以上を投与する。
　ハ　同一の投薬は、みだりに反覆せず、症状の経過に応じて投薬の内容を変更する等の考慮をしなければならない。
　ニ　投薬を行うに当たっては、医薬品、医療機器等の品質、有効性及び安全性の確保等に関する法律第14条の4第1項各号に掲げる医薬品（以下「新医薬品等」という。）とその有効成分、分量、用法、用量、効能及び効果が同一性を有する医薬品として、同法第14条又は第19条の2の規定による製造販売の承認（以下「承認」という。）がなされたもの（ただし、同法第14条の4第1項第2号に掲げる医薬品並びに新医薬品等に係る承認を受けている者が、当該承認に係る医薬品と有効成分、分量、用法、用量、効能及び効果が同一であってその形状、有効成分の含量又は有効成分以外の成分若しくはその含量が異なる医薬品に係る承認を受けている場合における当該医薬品を除く。）（以下「後発医薬品」という。）の使用を考慮するとともに、患者に後発医薬品を選択する機会を提供すること等患者が後発医薬品を選択しやすくするための対応に努めなけ

ればならない。
　ホ　栄養、安静、運動、職場転換その他療養上の注意を行うことにより、治療の効果を挙げることができると認められる場合は、これらに関し指導を行い、みだりに投薬をしてはならない。
　ヘ　投薬量は、予見することができる必要期間に従ったものでなければならないこととし、厚生労働大臣が定める内服薬及び外用薬については当該厚生労働大臣が定める内服薬及び外用薬ごとに1回14日分、30日分又は90日分を限度とする。
　ト　注射薬は、患者に療養上必要な事項について適切な注意及び指導を行い、厚生労働大臣の定める注射薬に限り投与することができることとし、その投与量は、症状の経過に応じたものでなければならず、厚生労働大臣が定めるものについては当該厚生労働大臣が定めるものごとに1回14日分、30日分又は90日分を限度とする。

3　処方せんの交付
　イ　処方せんの使用期間は、交付の日を含めて4日以内とする。ただし、長期の旅行等特殊の事情があると認められる場合は、この限りでない。
　ロ　前イによるほか、処方せんの交付に関しては、前号に定める投薬の例による。

4　注射
　イ　注射は、次に掲げる場合に行う。
　（1）　経口投与によって胃腸障害を起すおそれがあるとき、経口投与をすることができないとき、又は経口投与によっては治療の効果を期待することができないとき。
　（2）　特に迅速な治療の効果を期待する必要があるとき。
　（3）　その他注射によらなければ治療の効果を期待することが困難であるとき。
　ロ　注射を行うに当たっては、後発医薬品の使用を考慮するよう努めなければならない。
　ハ　内服薬との併用は、これによって著しく治療の効果を挙げることが明らかな場合又は内服薬の投与だけでは治療の効果を期待することが困難である場合に限って行う。
　ニ　混合注射は、合理的であると認められる場合に行う。
　ホ　輸血又は電解質若しくは血液代用剤の補液は、必要があると認められる場合に行う。

5　手術及び処置
　イ　手術は、必要があると認められる場合に行う。
　ロ　処置は、必要の程度において行う。

6　リハビリテーション

リハビリテーションは、必要があると認められる場合に行う。

6の2　居宅における療養上の管理等

居宅における療養上の管理及び看護は、療養上適切であると認められる場合に行う。

7　入院

イ　入院の指示は、療養上必要があると認められる場合に行う。

ロ　単なる疲労回復、正常分べん又は通院の不便等のための入院の指示は行わない。

ハ　保険医は、患者の負担により、患者に保険医療機関の従業者以外の者による看護を受けさせてはならない。

(歯科診療の具体的方針)

第21条　歯科医師である保険医の診療の具体的方針は、第12条から第19条の3までの規定によるほか、次に掲げるところによるものとする。

1　診察

イ　診察は、特に患者の職業上及び環境上の特性等を顧慮して行う。

ロ　診察を行う場合は、患者の服薬状況及び薬剤服用歴を確認しなければならない。ただし、緊急やむを得ない場合については、この限りではない。

ハ　健康診断は、療養の給付の対象として行ってはならない。

ニ　往診は、診療上必要があると認められる場合に行う。

ホ　各種の検査は、診療上必要があると認められる場合に行う。

ヘ　ホによるほか、各種の検査は、研究の目的をもって行ってはならない。ただし、治験に係る検査については、この限りでない。

2　投薬

イ　投薬は、必要があると認められる場合に行う。

ロ　治療上1剤で足りる場合には1剤を投与し、必要があると認められる場合に2剤以上を投与する。

ハ　同一の投薬は、みだりに反覆せず、症状の経過に応じて投薬の内容を変更する等の考慮をしなければならない。

ニ　投薬を行うに当たっては、後発医薬品の使用を考慮するとともに、患者に後発医薬品を選択する機会を提供すること等患者が後発医薬品を選択しやすくするための対応に努めなければならない。

ホ　栄養、安静、運動、職場転換その他療養上の注意を行うことにより、治療の効果を挙げること

ができると認められる場合は、これらに関し指導を行い、みだりに投薬をしてはならない。

ヘ　投薬量は、予見することができる必要期間に従ったものでなければならないこととし、厚生労働大臣が定める内服薬及び外用薬については当該厚生労働大臣が定める内服薬及び外用薬ごとに1回14日分、30日分又は90日分を限度とする。

3　処方せんの交付

イ　処方せんの使用期間は、交付の日を含めて4日以内とする。ただし、長期の旅行等特殊の事情があると認められる場合は、この限りでない。

ロ　前イによるほか、処方せんの交付に関しては、前号に定める投薬の例による。

4　注射

イ　注射は、次に掲げる場合に行う。

（1）　経口投与によって胃腸障害を起すおそれがあるとき、経口投与をすることができないとき、又は経口投与によっては治療の効果を期待することができないとき。

（2）　特に迅速な治療の効果を期待する必要があるとき。

（3）　その他注射によらなければ治療の効果を期待することが困難であるとき。

ロ　注射を行うに当たっては、後発医薬品の使用を考慮するよう努めなければならない。

ハ　内服薬との併用は、これによって著しく治療の効果を挙げることが明らかな場合又は内服薬の投与だけでは治療の効果を期待することが困難である場合に限って行う。

ニ　混合注射は、合理的であると認められる場合に行う。

ホ　輸血又は電解質若しくは血液代用剤の補液は、必要があると認められる場合に行う。

5　手術及び処置

イ　手術は、必要があると認められる場合に行う。

ロ　処置は、必要の程度において行う。

6　歯冠修復及び欠損補綴

歯冠修復及び欠損補綴は、次に掲げる基準によって行う。

イ　歯冠修復

（1）　歯冠修復は、必要があると認められる場合に行うとともに、これを行った場合は、歯冠修復物の維持管理に努めるものとする。

（2）　歯冠修復において金属を使用する場合は、代用合金を使用するものとする。ただし、前歯部の金属歯冠修復については金合金又は白金加金を使用することができるものと

する。
ロ　欠損補綴
（1）　有床義歯
（一）　有床義歯は、必要があると認められる場合に行う。
（二）　鉤は、金位14カラット合金又は代用合金を使用する。
（三）　バーは、代用合金を使用する。
（2）　ブリッジ
（一）　ブリッジは、必要があると認められる場合に行うとともに、これを行った場合は、その維持管理に努めるものとする。
（二）　ブリッジは、金位14カラット合金又は代用合金を使用する。ただし、金位14カラット合金は、前歯部の複雑窩洞又はポンティックに限って使用する。
（3）　口蓋補綴及び顎補綴並びに広範囲顎骨支持型補綴
口蓋補綴及び顎補綴並びに広範囲顎骨支持型補綴は、必要があると認められる場合に行う。
7　リハビリテーション
リハビリテーションは、必要があると認められる場合に行う。
7の2　居宅における療養上の管理等
居宅における療養上の管理及び看護は、療養上適切であると認められる場合に行う。
8　入院
イ　入院の指示は、療養上必要があると認められる場合に行う。
ロ　通院の不便等のための入院の指示は行わない。
ハ　保険医は、患者の負担により、患者に保険医療機関の従業者以外の者による看護を受けさせて

はならない。
9　歯科矯正
歯科矯正は、療養の給付の対象として行ってはならない。ただし、別に厚生労働大臣が定める場合においては、この限りでない。

（診療録の記載）

第22条　保険医は、患者の診療を行った場合には、遅滞なく、様式第一号又はこれに準ずる様式の診療録に、当該診療に関し必要な事項を記載しなければならない。

（処方箋の交付）

第23条　保険医は、処方箋を交付する場合には、様式第二号若しくは第二号の二又はこれらに準ずる様式の処方箋に必要な事項を記載しなければならない。

2　保険医は、その交付した処方箋に関し、保険薬剤師から疑義の照会があった場合には、これに適切に対応しなければならない。

（適正な費用の請求の確保）

第23条の2　保険医は、その行った診療に関する情報の提供等について、保険医療機関が行う療養の給付に関する費用の請求が適正なものとなるよう努めなければならない。

第3章　雑則

（読替規定）

第24条　日雇特例被保険者の保険及び船員保険に関してこの省令を適用するについては、次の表の第1欄に掲げるこの省令の規定中の字句で、同表の第2欄に掲げるものは、日雇特例被保険者の保険にあっては同表の第3欄に掲げる字句と、船員保険にあっては同表の第4欄に掲げる字句とそれぞれ読み替えるものとする。
（以下、表略）

その他の関連法令（抜粋）

歯科口腔保健の推進に関する法律
（歯科口腔保健法）

（目的）

第1条　この法律は、口腔の健康が国民が健康で質の高い生活を営む上で基礎的かつ重要な役割を果たしているとともに、国民の日常生活における歯科疾患の予防に向けた取組が口腔の健康の保持に極めて有効であることに鑑み、歯科疾患の予防等による口腔の健康の保持（以下「歯科口腔保健」という。）の推進に関し、基本理念を定め、並びに国及び地方公共団体の責務等を明らかにするとともに、歯科口腔保健の推進に関する施策の基本となる事項を定めること等により、歯科口腔

保健の推進に関する施策を総合的に推進し、もって国民保健の向上に寄与することを目的とする。

（基本理念）

第2条　歯科口腔保健の推進に関する施策は、次に掲げる事項を基本として行われなければならない。

1　国民が、生涯にわたって日常生活において歯科疾患の予防に向けた取組を行うとともに、歯科疾患を早期に発見し、早期に治療を受けることを促進すること。

2　乳幼児期から高齢期までのそれぞれの時期における口腔とその機能の状態及び歯科疾患の特性に応じて、適切かつ効果的に歯科口腔保健を推進する

こと。

　3　保健、医療、社会福祉、労働衛生、教育その他の
　　関連施策の有機的な連携を図りつつ、その関係者
　　の協力を得て、総合的に歯科口腔保健を推進する
　　こと。

（国及び地方公共団体の責務）

第3条　国は、前条の基本理念（次項において「基本理念」
　　という。）にのっとり、歯科口腔保健の推進に関する施
　　策を策定し、及び実施する責務を有する。

　2　　地方公共団体は、基本理念にのっとり、歯科口腔保
　　健の推進に関する施策に関し、国との連携を図りつつ、
　　その地域の状況に応じた施策を策定し、及び実施する
　　責務を有する。

（歯科医師等の責務）

第4条　歯科医師、歯科衛生士、歯科技工士その他の歯
　　科医療又は保健指導に係る業務（以下この条及び第15
　　条第2項において「歯科医療等業務」という。）に従事す
　　る者は、歯科口腔保健（歯の機能の回復によるものを
　　含む。）に資するよう、医師その他歯科医療等業務に関
　　連する業務に従事する者との緊密な連携を図りつつ、
　　適切にその業務を行うとともに、国及び地方公共団体
　　が歯科口腔保健の推進に関して講ずる施策に協力する
　　よう努めるものとする。

**（国民の健康の保持増進のために必要な事業を行う者の
責務）**

第5条　　法令に基づき国民の健康の保持増進のために必
　　要な事業を行う者は、国及び地方公共団体が歯科口腔
　　保健の推進に関して講ずる施策に協力するよう努める
　　ものとする。

（国民の責務）

第6条　国民は、歯科口腔保健に関する正しい知識を持
　　ち、生涯にわたって日常生活において自ら歯科疾患の
　　予防に向けた取組を行うとともに、定期的に歯科に係
　　る検診（健康診査及び健康診断を含む。第8条におい
　　て同じ。）を受け、及び必要に応じて歯科保健指導を受
　　けることにより、歯科口腔保健に努めるものとする。

（歯科口腔保健に関する知識等の普及啓発等）

第7条　　国及び地方公共団体は、国民が、歯科口腔保健
　　に関する正しい知識を持つとともに、生涯にわたって
　　日常生活において歯科疾患の予防に向けた取組を行う
　　ことを促進するため、歯科口腔保健に関する知識及び
　　歯科疾患の予防に向けた取組に関する普及啓発、歯科
　　口腔保健に関する国民の意欲を高めるための運動の促
　　進その他の必要な施策を講ずるものとする。

（定期的に歯科検診を受けること等の勧奨等）

第8条　　国及び地方公共団体は、国民が定期的に歯科に
　　係る検診を受けること及び必要に応じて歯科保健指導
　　を受けること（以下この条及び次条において「定期的に

歯科検診を受けること等」という。）を促進するため、
定期的に歯科検診を受けること等の勧奨その他の必要
な施策を講ずるものとする。

**（障害者等が定期的に歯科検診を受けること等のための
施策等）**

第9条　　国及び地方公共団体は、障害者、介護を必要と
　　する高齢者その他の者であって定期的に歯科検診を受
　　けること等又は歯科医療を受けることが困難なもの
　　が、定期的に歯科検診を受けること等又は歯科医療を
　　受けることができるようにするため、必要な施策を講
　　ずるものとする。

（歯科疾患の予防のための措置等）

第10条　　前3条に規定するもののほか、国及び地方公共
　　団体は、個別的に又は公衆衛生の見地から行う歯科疾
　　患の効果的な予防のための措置その他の歯科口腔保健
　　のための措置に関する施策を講ずるものとする。

（口腔の健康に関する調査及び研究の推進等）

第11条　　国及び地方公共団体は、口腔の健康に関する実
　　態の定期的な調査、口腔の状態が全身の健康に及ぼす
　　影響に関する研究、歯科疾患に係るより効果的な予防
　　及び医療に関する研究その他の口腔の健康に関する調
　　査及び研究の推進並びにその成果の活用の促進のため
　　に必要な施策を講ずるものとする。

（歯科口腔保健の推進に関する基本的事項の策定等）

第12条　　厚生労働大臣は、第7条から前条までの規定に
　　より講ぜられる施策につき、それらの総合的な実施の
　　ための方針、目標、計画その他の基本的事項を定める
　　ものとする。

　2　　前項の基本的事項は、健康増進法（平成14年法律第
　　103号）第7条第1項に規定する基本方針、地域保健法
　　（昭和22年法律第101号）第4条第1項に規定する基本
　　指針その他の法律の規定による方針又は指針であって
　　保健、医療又は福祉に関する事項を定めるものと調和
　　が保たれたものでなければならない。

　3　　厚生労働大臣は、第1項の基本的事項を定め、又は
　　これを変更しようとするときは、あらかじめ、関係行
　　政機関の長に協議するものとする。

　4　　厚生労働大臣は、第1項の基本的事項を定め、又は
　　これを変更したときは、遅滞なく、これを公表するも
　　のとする。

第13条　　都道府県は、前条第1項の基本的事項を勘案し
　　て、かつ、地域の状況に応じて、当該都道府県におい
　　て第7条から第11条までの規定により講ぜられる施策
　　につき、それらの総合的な実施のための方針、目標、
　　計画その他の基本的事項を定めるよう努めなければな
　　らない。

　2　　前項の基本的事項は、健康増進法第8条第1項に規
　　定する都道府県健康増進計画その他の法律の規定によ

る計画であって保健、医療又は福祉に関する事項を定めるものと調和が保たれたものでなければならない。

（財政上の措置等）

第14条　国及び地方公共団体は、歯科口腔保健の推進に関する施策を実施するために必要な財政上の措置その他の措置を講ずるよう努めるものとする。

（口腔保健支援センター）

第15条　都道府県、保健所を設置する市及び特別区は、口腔保健支援センターを設けることができる。

2　口腔保健支援センターは、第 7 条から第11条までに規定する施策の実施のため、歯科医療等業務に従事する者等に対する情報の提供、研修の実施その他の支援を行う機関とする。

歯科医師法施行規則

（死亡診断書の記載事項等）

第19条の 2　歯科医師は、その交付する死亡診断書に、次に掲げる事項を記載し、記名押印又は署名しなければならない。

1　死亡者の氏名、生年月日及び性別

2　死亡の年月日時分

3　死亡の場所及びその種別（病院、診療所、介護老人保健施設、助産所、養護老人ホーム、特別養護老人ホーム、軽費老人ホーム又は有料老人ホーム（以下「病院等」という。）で死亡したときは、その名称を含む。）

4　死亡の原因となった傷病の名称及び継続期間

5　前号の傷病の経過に影響を及ぼした傷病の名称及び継続期間

6　手術の有無並びに手術が行われた場合には、その部位及び主要所見並びにその年月日

7　解剖の有無及び解剖が行われた場合には、その主要所見

8　死因の種類

9　外因死の場合には、次に掲げる事項

　イ　傷害発生の年月日時分

　ロ　傷害発生の場所及びその種別

　ハ　外因死の手段及び状況

10　生後一年未満で病死した場合には、次に掲げる事項

　イ　出生時の体重

　ロ　単胎か多胎かの別及び多胎の場合には、その出産順位

　ハ　妊娠週数

　ニ　母の妊娠時及び分娩時における身体の状況

　ホ　母の生年月日

　ヘ　母の出産した子の数

11　診断の年月日

12　当該文書を交付した年月日

13　当該文書を作成した歯科医師の所属する病院等の名称及び所在地又は歯科医師の住所並びに歯科医師である旨

（処方せんの記載事項）

第20条　歯科医師は、患者に交付する処方せんに、患者の氏名、年齢、薬名、分量、用法、用量、発行の年月日、使用期間及び病院若しくは診療所の名称及び所在地又は歯科医師の住所を記載し、記名押印又は署名しなければならない。

（薬剤への記載事項）

第21条　歯科医師は、患者に交付する薬剤の容器又は被包にその用法、用量、交付の年月日、患者の氏名及び病院若しくは診療所の名称及び所在地又は歯科医師の住所及び氏名を明記しなければならない。

（診療録の記載事項）

第22条　診療録の記載事項は、次の通りである。

1　診療を受けた者の住所、氏名、性別及び年齢

2　病名及び主要症状

3　治療方法（処法及び処置）

4　診療の年月日

歯科衛生士法

（定義）

第 2 条　この法律において「歯科衛生士」とは、厚生労働大臣の免許を受けて、歯科医師（歯科医業をなすことのできる医師を含む。以下同じ。）の指導の下に、歯牙及び口腔の疾患の予防処置として次に掲げる行為を行うことを業とする者をいう。

1　歯牙露出面及び正常な歯茎の遊離縁下の付着物及び沈着物を機械的操作によって除去すること。

2　歯牙及び口腔に対して薬物を塗布すること。

2　歯科衛生士は、保健師助産師看護師法（昭和23年法律第203号）第31条第 1 項及び第32条の規定にかかわらず、歯科診療の補助をなすことを業とすることができる。

3　歯科衛生士は、前 2 項に規定する業務のほか、歯科衛生士の名称を用いて、歯科保健指導をなすことを業とすることができる。

第13条の 2　歯科衛生士は、歯科診療の補助をなすに当っては、主治の歯科医師の指示があった場合を除くほか、診療機械を使用し、医薬品を授与し、又は医薬品について指示をなし、その他歯科医師が行うのでなければ衛生上危害を生ずるおそれのある行為をしてはならない。ただし、臨時応急の手当をすることは、さしつかえない。

第13条の 3　歯科衛生士は、歯科保健指導をなすに当たって主治の歯科医師又は医師があるときは、その指

示を受けなければならない。

第13条の5 歯科衛生士は、その業務を行うに当たっては、歯科医師その他の歯科医療関係者との緊密な連携を図り、適正な歯科医療の確保に努めなければならない。

歯科衛生士法施行規則

（記録の作成及び保存）

第18条 歯科衛生士は、その業務を行った場合には、その記録を作成して3年間これを保存するものとする。

歯科技工士法

（歯科技工指示書）

第18条 歯科医師又は歯科技工士は、厚生労働省令で定める事項を記載した歯科医師の指示書によらなければ、業として歯科技工を行ってはならない。ただし、病院又は診療所内の場所において、かつ、患者の治療を担当する歯科医師の直接の指示に基いて行う場合は、この限りでない。

（指示書の保存義務）

第19条 病院、診療所又は歯科技工所の管理者は、当該病院、診療所又は歯科技工所で行われた歯科技工に係る前条の指示書を、当該歯科技工が終了した日から起算して2年間、保存しなければならない。

（業務上の注意）

第20条 歯科技工士は、その業務を行うに当っては、印象採得、咬合採得、試適、装着その他歯科医師が行うのでなければ衛生上危害を生ずるおそれのある行為をしてはならない。

歯科技工士法施行規則

（指示書）

第12条 法第18条の規定による指示書の記載事項は、次のとおりとする。

1　患者の氏名
2　設計
3　作成の方法
4　使用材料
5　発行の年月日
6　発行した歯科医師の氏名及び当該歯科医師の勤務する病院又は診療所の所在地
7　当該指示書による歯科技工が行われる場所が歯科技工所であるときは、その名称及び所在地

診療放射線技師法

（定義）

第2条　（第1項略）

2　この法律で「診療放射線技師」とは、厚生労働大臣の免許を受けて、医師又は歯科医師の指示の下に、放射線を人体に対して照射（撮影を含み、照射機器又は放射性同位元素（その化合物及び放射性同位元素又はその化合物の含有物を含む。）を人体内にそう入して行うものを除く。以下同じ。）することを業とする者をいう。

（禁止行為）

第24条　医師、歯科医師又は診療放射線技師でなければ、第2条第2項に規定する業をしてはならない。

（画像診断装置を用いた検査等の業務）

第24条の2　診療放射線技師は、第2条第2項に規定する業務のほか、保健師助産師看護師法（昭和23年法律第203号）第31条第1項及び第32条の規定にかかわらず、診療の補助として、次に掲げる行為を行うことを業とすることができる。

1　磁気共鳴画像診断装置その他の画像による診断を行うための装置であって政令で定めるものを用いた検査（医師又は歯科医師の指示の下に行うものに限る。）を行うこと。
2　第2条第2項に規定する業務又は前号に規定する検査に関連する行為として厚生労働省令で定めるもの（医師又は歯科医師の具体的な指示を受けて行うものに限る。）を行うこと。

（業務上の制限）

第26条　診療放射線技師は、医師又は歯科医師の具体的な指示を受けなければ、放射線を人体に対して照射してはならない。

（照射録）

第28条　診療放射線技師は、放射線を人体に対して照射したときは、遅滞なく厚生労働省令で定める事項を記載した照射録を作成し、その照射について指示をした医師又は歯科医師の署名を受けなければならない。

健康保険法

（診療録の提示等）

第60条　厚生労働大臣は、保険給付を行うにつき必要があると認めるときは、医師、歯科医師、薬剤師若しくは手当を行った者又はこれを使用する者に対し、その行った診療、薬剤の支給又は手当に関し、報告若しくは診療録、帳簿書類その他の物件の提示を命じ、又は当該職員に質問させることができる。

2　厚生労働大臣は、必要があると認めるときは、療養の給付又は入院時食事療養費、入院時生活療養費、保険外併用療養費、療養費、訪問看護療養費、家族療養費若しくは家族訪問看護療養費の支給を受けた被保険者又は被保険者であった者に対し、当該保険給付に係る診療、調剤又は第88条第1項に規定する指定訪問看護の内容に関し、報告を命じ、又は当該職員に質問させることができる。

（療養の給付）

第63条　被保険者の疾病又は負傷に関しては、次に掲げる療養の給付を行う。

　1　診察

　2　薬剤又は治療材料の支給

　3　処置、手術その他の治療

　4　居宅における療養上の管理及びその療養に伴う世話その他の看護

　5　病院又は診療所への入院及びその療養に伴う世話その他の看護

（保険医療機関又は保険薬局の指定の更新）

第68条　第63条第3項第1号の指定は、指定の日から起算して6年を経過したときは、その効力を失う。

　2　保険医療機関（第65条第2項の病院及び診療所を除く。）又は保険薬局であって厚生労働省令で定めるものについては、前項の規定によりその指定の効力を失う日前6月から同日前3月までの間に、別段の申出がないときは、同条第1項の申請があったものとみなす。

（厚生労働大臣の指導）

第73条　保険医療機関及び保険薬局は療養の給付に関し、保険医及び保険薬剤師は健康保険の診療又は調剤に関し、厚生労働大臣の指導を受けなければならない。

　2　厚生労働大臣は、前項の指導をする場合において、必要があると認めるときは、診療又は調剤に関する学識経験者をその関係団体の指定により指導に立ち会わせるものとする。ただし、関係団体が指定を行わない場合又は指定された者が立ち会わない場合は、この限りでない。

（一部負担金）

第75条　（前略）一部負担金を支払う場合においては、（中略）一部負担金の額に5円未満の端数があるときは、これを切り捨て、5円以上10円未満の端数があるときは、これを10円に切り上げるものとする。

（療養の給付に関する費用）

第76条　保険者は、療養の給付に関する費用を保険医療機関又は保険薬局に支払うものとし、保険医療機関又は保険薬局が療養の給付に関し保険者に請求することができる費用の額は、療養の給付に要する費用の額から、当該療養の給付に関し被保険者が当該保険医療機関又は保険薬局に対して支払わなければならない一部負担金に相当する額を控除した額とする。

　4　保険者は、保険医療機関又は保険薬局から療養の給付に関する費用の請求があったときは、（中略）審査の上、支払うものとする。

　5　保険者は、前項の規定による審査及び支払に関する事務を社会保険診療報酬支払基金法（昭和23年法律第129号）による社会保険診療報酬支払基金（以下「基金」という。）又は国民健康保険法第45条第5項に規定する国民健康保険団体連合会（以下「国保連合会」という。）に委託することができる。

（保険医療機関又は保険薬局の報告等）

第78条　厚生労働大臣は、療養の給付に関して必要があると認めるときは、保険医療機関若しくは保険薬局若しくは保険医療機関若しくは保険薬局の開設者若しくは管理者、保険医、保険薬剤師その他の従業者であった者（以下この項において「開設者であった者等」という。）に対し報告若しくは診療録その他の帳簿書類の提出若しくは提示を命じ、保険医療機関若しくは保険薬局の開設者若しくは管理者、保険医、保険薬剤師その他の従業者（開設者であった者等を含む。）に対し出頭を求め、又は当該職員に関係者に対して質問させ、若しくは保険医療機関若しくは保険薬局について設備若しくは診療録、帳簿書類その他の物件を検査させることができる。

（保険医療機関又は保険薬局の指定の取消し）

第80条　厚生労働大臣は、次の各号のいずれかに該当する場合においては、当該保険医療機関又は保険薬局に係る（中略）指定を取り消すことができる。

　4　保険医療機関又は保険薬局が、第78条第1項（中略）の規定により報告若しくは診療録その他の帳簿書類の提出若しくは提示を命ぜられてこれに従わず、又は虚偽の報告をしたとき。

　5　保険医療機関又は保険薬局の開設者又は従業者が、第78条第1項の規定により出頭を求められてこれに応ぜず、同項の規定による質問に対して答弁せず、若しくは虚偽の答弁をし、又は同項の規定による検査を拒み、妨げ、若しくは忌避したとき（当該保険医療機関又は保険薬局の従業者がその行為をした場合において、その行為を防止するため、当該保険医療機関又は保険薬局が相当の注意及び監督を尽くしたときを除く。）。

　7　保険医療機関又は保険薬局の開設者又は管理者が、この法律その他国民の保健医療に関する法律で政令で定めるものの規定により罰金の刑に処せられ、その執行を終わり、又は執行を受けることがなくなるまでの者に該当するに至ったとき。

　8　保険医療機関又は保険薬局の開設者又は管理者が、禁錮以上の刑に処せられ、その執行を終わり、又は執行を受けることがなくなるまでの者に該当するに至ったとき。

（保険医又は保険薬剤師の登録の取消し）

第81条　厚生労働大臣は、次の各号のいずれかに該当する場合においては、当該保険医又は保険薬剤師に係る（中略）登録を取り消すことができる。

　2　保険医又は保険薬剤師が、第78条第1項（中略）の規定により出頭を求められてこれに応ぜず、第78条第1

111

項の規定による質問に対して答弁せず、若しくは虚偽の答弁をし、又は同項の規定による検査を拒み、妨げ、若しくは忌避したとき。

4　保険医又は保険薬剤師が、この法律その他国民の保健医療に関する法律で政令で定めるものの規定により罰金の刑に処せられ、その執行を終わり、又は執行を受けることがなくなるまでの者に該当するに至ったとき。

5　保険医又は保険薬剤師が、禁錮以上の刑に処せられ、その執行を終わり、又は執行を受けることがなくなるまでの者に該当するに至ったとき。

（処分に対する弁明の機会の付与）

第83条　厚生労働大臣は、保険医療機関に係る（中略）指定をしないこととするとき、若しくはその申請に係る病床の全部若しくは一部を除いて指定（指定の変更を含む。）を行おうとするとき、若しくは保険薬局に係る同号の指定をしないこととするとき、又は保険医若しくは保険薬剤師に係る第六十四条の登録をしないこととするときは、当該医療機関若しくは薬局の開設者又は当該保険医若しくは保険薬剤師に対し、弁明の機会を与えなければならない。この場合においては、あらかじめ、書面で、弁明をすべき日時、場所及びその事由を通知しなければならない。

生活保護法

（医療扶助）

第15条　医療扶助は、困窮のため最低限度の生活を維持することのできない者に対して、次に掲げる事項の範囲内において行われる。

1　診察

2　薬剤又は治療材料

3　医学的処置、手術及びその他の治療並びに施術

4　居宅における療養上の管理及びその療養に伴う世話その他の看護

5　病院又は診療所への入院及びその療養に伴う世話その他の看護

6　移送

（医療扶助の方法）

第34条　医療扶助は、現物給付によって行うものとする。但し、これによることができないとき、これによることが適当でないとき、その他保護の目的を達するために必要があるときは、金銭給付によって行うことができる。

2　前項に規定する現物給付のうち、医療の給付は、医療保護施設を利用させ、又は医療保護施設若しくは第49条の規定により指定を受けた医療機関にこれを委託して行うものとする。

5　急迫した事情その他やむを得ない事情がある場合において、被保護者は、第2項及び前項の規定にかかわらず、指定を受けない医療機関について医療の給付を受け、又は指定を受けない施術者について施術の給付を受けることができる。

（医療機関の指定）

第49条　厚生労働大臣は、国の開設した病院若しくは診療所又は薬局について、都道府県知事は、その他の病院若しくは診療所（これらに準ずるものとして政令で定めるものを含む。）又は薬局について、この法律による医療扶助のための医療を担当させる機関を指定する。

（指定医療機関の義務）

第50条　第49条の規定により指定を受けた医療機関（以下「指定医療機関」という。）は、厚生労働大臣の定めるところにより、懇切丁寧に被保護者の医療を担当しなければならない。

2　指定医療機関は、被保護者の医療について、厚生労働大臣又は都道府県知事の行う指導に従わなければならない。

（医療費の審査及び支払）

第53条　都道府県知事は、指定医療機関の診療内容及び診療報酬の請求を随時審査し、且つ、指定医療機関が前条の規定によって請求することのできる診療報酬の額を決定することができる。

2　指定医療機関は、都道府県知事の行う前項の決定に従わなければならない。

3　都道府県知事は、第1項の規定により指定医療機関の請求することのできる診療報酬の額を決定するに当っては、社会保険診療報酬支払基金法（昭和23年法律第129号）に定める審査委員会又は医療に関する審査機関で政令で定めるものの意見を聴かなければならない。

4　都道府県、市及び福祉事務所を設置する町村は、指定医療機関に対する診療報酬の支払に関する事務を、社会保険診療報酬支払基金又は厚生労働省令で定める者に委託することができる。

（報告等）

第54条　都道府県知事（厚生労働大臣の指定に係る指定医療機関については、厚生労働大臣又は都道府県知事）は、医療扶助に関して必要があると認めるときは、指定医療機関若しくは指定医療機関の開設者若しくは管理者、医師、薬剤師その他の従業者であった者（以下この項において「開設者であった者等」という。）に対して、必要と認める事項の報告若しくは診療録、帳簿書類その他の物件の提出若しくは提示を命じ、指定医療機関の開設者若しくは管理者、医師、薬剤師その他の従業者（開設者であった者等を含む。）に対し出頭を求め、又は当該職員に、関係者に対して質問させ、若しくは当該指定医療機関について実地に、その設備若し

くは診療録、帳簿書類その他の物件を検査させることができる。

生活保護法第52条第 2 項の規定による 診療方針及び診療報酬

1　歯科の歯冠修復及び欠損補綴の取扱において、歯科材料として金を使用することは、行わない。

2　国民健康保険の診療方針及び診療報酬のうち、保険外併用療養費の支給に係るもの（中略）は指定医療機関及び医療保護施設には適用しない。

7　指定医療機関がそれぞれその指定を受けた地方厚生局長又は都道府県知事若しくは地方自治法（昭和22年法律第67号）（中略）の指定都市（以下「指定都市」という。）若しくは同法（中略）の中核市（以下「中核市」という。）の市長との間に及び医療保護施設がその設置について認可を受けた都道府県知事若しくは指定都市若しくは中核市の市長又はこれを設置した都道府県若しくは指定都市若しくは中核市を管轄する都道府県知事若しくは指定都市若しくは中核市の市長との間に、診療報酬に関して協定を締結したときは、当該指定医療機関又は医療保護施設に係る診療報酬は、当該協定による。ただし、当該協定による診療報酬が（中略）厚生労働大臣の定める基準の例による場合に比べて同額又は低額である場合に限る。

索　引

あ

アスピリン喘息 …………………… 79

い

一部負担金 ………………………… 17
一般の歯科臨床で問題となる主な血
　液凝固阻止剤 …………………… 88
入れ歯(義歯)使用時の注意事項 … 68

え

SPT(Ⅰ)開始後に行う歯周外科 … 62
SPT(Ⅰ)開始後に算定できる項目・
　できない項目 …………………… 61
エナメル質初期う蝕(Ce)に対する
　フッ化物歯面塗布処置(F局) … 77

お

お薬手帳 ……………………… 35、81

か

加圧根管充填処置(CRF) ………… 44
外傷性歯牙脱臼歯の再植術 ……… 83
下顎運動路描記法(MMG) ……… 72
下顎埋伏智歯抜歯加算 …………… 80
架空請求 …………………………… 98
顎運動関連検査 ……………… 71、72
確定診断 …………………………… 36
下唇粘液嚢胞摘出術 ……………… 86
合併症・偶発症の記載 …………… 88
カルテ(診療録) ………… 24、25、26
カルテの記載事項 ………………… 30
監査 ………………………………… 99

き

機械的歯面清掃処置(歯清)
　………………………… 45、53、77
共済組合 …………………………… 16
共同指導 …………………………… 95

共同療養指導計画加算 …………… 15
金属アレルギー患者 ……………… 15

く

クラウン・ブリッジ維持管理料
　(補管または維持管) ……… 46、47

け

血液学的検査判断料 ……………… 88
血液凝固阻止剤投与中の患者への歯
　科治療 …………………………… 88
欠損歯数と補綴歯数が異なるケース
　……………………………………… 67
健康保険組合 ……………………… 16
健康保険法 ………………………… 110
検査・画像診断 …………………… 36
現病歴・既往歴 …………………… 35

こ

後期高齢者医療広域連合 ………… 16
後期高齢者医療制度 ………… 16、17
高強度硬質レジンブリッジ(HRBr)
　……………………………………… 15
口腔機能管理加算(口機能) ……… 12
口腔機能低下症 …………………… 12
口腔機能発達不全症 ……………… 10
口腔内所見・現症 ………………… 35
硬質レジンジャケット冠(HJC) … 15
国民健康保険 ………………… 16、17
国民健康保険団体連合会 ………… 17
ゴシックアーチ描記法(GoA) …… 71
骨吸収抑制薬 ……………………… 78
個別指導 …………………………… 98
混合歯列期歯周病検査(P混検) … 75

さ

再植歯の歯内療法 ………………… 85
暫間固定の算定 …………………… 85

し

歯科医師法 ………………………… 100
歯科医師法施行規則 ……………… 109
歯科衛生実地指導料(実地指)1 … 43
歯科衛生士法 ……………………… 109
歯科衛生士法施行規則 …………… 110
歯科外来診療環境体制加算1(外来
　環1) ……………………………… 41
歯科技工指示書の作成 ……… 67、73
歯科技工士法 ……………………… 110
歯科技工士法施行規則 …………… 110
歯科口腔保健の推進に関する法律
　(歯科口腔保健法) ……………… 107
歯科口腔リハビリテーション料1
　1　有床義歯の場合(歯リハ1(1))
　…………………………… 68、69
歯科再診料　注1 ………………… 23
歯科初診料　注1 ………………… 23
歯科疾患管理料(歯管)
　…… 9、10、12、40、42、43、47
歯科診療報酬点数表 ………… 17、18
歯科治療時医療管理料(医管) …… 9
歯科特定疾患療養管理料(特疾患)
　……………………………………… 15
歯周基本検査(P基検) … 41、45、75
歯周基本治療処置(P基処) … 45、77
歯周精密検査(P精検) …………… 53
歯周治療の流れ …………………… 63
歯周治療用装置(冠形態) ………… 53
歯周病安定期治療(Ⅰ)(SPT(Ⅰ))
　………………………………… 9、59
歯周病にかかわる医学管理の要点
　……………………………………… 62
歯周病部分的再評価検査(P部検)
　……………………………………… 55
施設基準 …………………………… 98
歯槽骨骨折非観血的整復術 ……… 83
指導 ………………………………… 98

指導・監査等の実施状況 …… 97

歯肉剥離掻爬手術(FOp) …… 53

社会保険 …… 16、17

社会保険診療報酬支払基金 …… 17

集団指導 …… 94

集団的個別指導 …… 94、98

手術所見の記載 …… 87

主訴 …… 34

小児口腔機能管理加算(小機能) …… 10

傷病名記載 …… 30

処方箋 …… 24、27、45

処方箋の使用期間 …… 24

処方箋料 …… 45

新規個別指導 …… 29、95、98

審査支払機関 …… 17

新製有床義歯管理料(義管) …… 68、69

診療情報連携共有料(情共) …… 8

診療放射線技師法 …… 110

診療報酬明細書(レセプト) …… 17

診療録(カルテ) …… 24、25、26

診療録(カルテ)の保存 …… 24、30

す

水平埋伏智歯抜歯 …… 80

スタディモデル(模) …… 67

せ

生活保護法 …… 112

生活保護法第52条第2項の規定による診療方針及び診療報酬 …… 113

切断部位 …… 50

説明同意書 …… 87

全国健康保険協会 …… 16、17

そ

総合医療管理加算(総医) …… 9

た

大臼歯 CAD/CAM 冠(歯 CAD) …… 15

ち

チェックバイト検査(ChB) …… 72

治療方針の立案・説明 …… 37

つ

付増請求 …… 98

て

適時調査 …… 98

手帳記載加算 …… 81

と

同一術野または同一病巣に対して複数の手術を行った場合 …… 84

糖尿病患者に対する歯周疾患処置(P 処(糖)) …… 9

糖尿病患者に注意が必要な検査値 …… 59

特殊印象 …… 71

特定共同指導 …… 95

都道府県個別指導 …… 94、96

取消 …… 99

取消相当 …… 99

に

二重請求 …… 98

は

抜歯・小手術後の注意事項 …… 88

パントグラフ描記法(Ptg) …… 72

ひ

ビスフォスフォネート系薬剤 …… 78

被保険者 …… 16

被保険者証 …… 16

病院におけるカルテ記載 …… 83

ふ

複数手術にかかわる費用の特例 …… 84

不正請求 …… 98

不当請求 …… 98

扶養家族 …… 16

振替請求 …… 98

ブリッジ支台歯形成加算 …… 55

文書提供加算 …… 43

へ

返還金額 …… 97、98

ほ

保険医 …… 16、24

保険医登録の取り消し …… 28

保険医療機関 …… 16、17、24

保険医療機関及び保険医療養担当規則 …… 17、24、101

保険医療機関等の指導・監査の流れ …… 28、99

保険医療機関の指定の取り消し …… 28

保険者 …… 16

保険証 …… 16

保険診療 …… 16、17

保険診療の禁止事項 …… 28

補綴時診断料(補診) …… 55

め

明細書 …… 76

明細書発行体制等加算(明細) …… 43、80

も

問診票 …… 34

や

薬剤情報提供料(薬情) …… 81

り

リテイナー …… 55

略称 …… 89

療養担当規則 …… 17、24、101

療養の給付 …… 17、24

臨床検査データのカルテ記載 …… 85

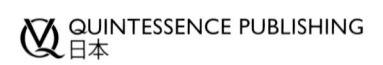

QUINTESSENCE PUBLISHING
日本

歯科保険請求サイドブック
正しいカルテ記載 マスターガイド　2018年改定対応版

2011年8月10日　第1版第1刷発行
2018年8月10日　第4版第1刷発行

編　　者　湯島保険診療研究会
　　　　　ゆ しま ほ けんしんりょうけんきゅうかい

発 行 人　北峯康充

発 行 所　クインテッセンス出版株式会社
　　　　　東京都文京区本郷3丁目2番6号　〒113-0033
　　　　　クイントハウスビル　電話(03)5842-2270(代表)
　　　　　　　　　　　　　　　(03)5842-2272(営業部)
　　　　　　　　　　　　　　　(03)5842-2275(編集部)
　　　　　web page address　http://www.quint-j.co.jp/

印刷・製本　サン美術印刷株式会社